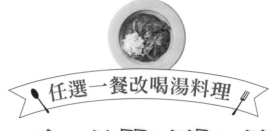

任選一餐改喝湯料理

專減**內臟脂肪**的
低醣瘦肚湯

單·月·無·壓·力

穩定-2.5公斤、褲子從XL改穿S號！

工藤孝文、
若宮壽子／著

蔡麗蓉／譯

CONTENTS

PART 2

利用現成熟食，5分鐘立刻上桌
只要3步驟！省時快煮減醣湯

PART 3

會按「啟動」鍵就OK！
免開火就能享用的微波減醣湯

常備減醣湯，維持低醣飲食不復胖

兩種常備湯底，搭出多種美味！

含醣量低於5g！速效低醣湯

想要立即見效，就喝這一碗

PART 6

豪華又澎湃的一品料理

瘦身期間也能吃好料！
減醣宴客湯

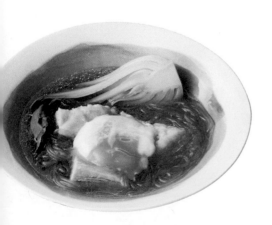

前言

減去內臟脂肪，肚子小一圈、讓身體年輕又健康！

因為加班，直到深夜才用餐、喝酒後一定要再來碗泡麵、壓力大時習慣用甜點慰勞辛苦的自己……這些每天看似不起眼的不良飲食習慣，久而久之，等你有所警覺時，恐怕多半都為時已晚了！

尤其是看到脂肪漸漸累積在自己的肚子上，囤積成厚厚的「游泳圈」時，應該大多數人都會感到心急如焚吧？

我在幾年前的體重，比現在胖了足足25公斤。雖然自己是一名專治糖尿病、高血壓及高血脂症等生活習慣病的內科醫生，卻因為每天繁重的工作壓力，不知不覺地飲食過量，體重一路攀升到92公斤，差一步就屬於「肥胖身材」了。

那一圈囤積在腹部的脂肪，就是內臟脂肪。內臟脂肪有別於女性較容易累積的皮下脂肪，主要出現在腹部周圍；這一圈看似無礙的腹部脂肪，若是不加以理會，是有危害生命之虞的！比起皮下脂肪，我們更應該注意的就是「內臟脂肪」。

● 不只為了身材，更是為了健康

目前已經知道，高血糖、糖尿病、高血壓、動脈硬化、癌症和失智症等等，以上這些疾病，全都肇因於內臟脂肪過高，增加發作的風險。為了維持年輕又健康的身體，千萬不能對內臟脂肪置之不理。

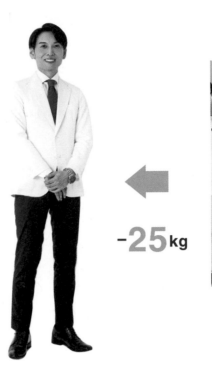

−**25**kg

After
67kg

Before
92kg

稍微改變飲食方式，
用減醣湯取代一餐，
不僅身體年齡變年輕，
還能無病一身輕！

所幸與皮下脂肪相比，內臟脂肪的特徵就是「雖然容易累積、卻也容易消除」，只要稍微改變每日的飲食習慣，就可以順利地減掉內臟脂肪，非常有成就感。

我在下定決心減肥後，大約花了10個月，就瘦下25公斤，現在一直維持在最佳體重的67公斤，而且沒有復胖。

內臟脂肪會增加的主要原因，是攝取過多的醣類，因此只要限制醣類的攝取，即便肉類或魚類吃到飽，還是能讓體重下降到健康又理想的安全數字。

在接下來的內容，將為讀者們介紹許多配料豐富的減醣湯食譜，讓各位能以吃得飽、不挨餓的方式改變飲食，持之以恆地進行減肥。

希望人家能藉由本書，在毫無壓力的情形下，一面享用美味的減醣湯，一面快樂地減肥成功，擁有健康的身體。

醫師　工藤孝文

這些習慣，讓你肚子瘦不下來！

容易累積內臟脂肪的飲食內容，你中了幾項？

check!

- ☐ 常吃蓋飯類的料理
- ☐ 經常很晚才用餐
- ☐ 愛吃「拉麵＋半碗炒飯」、兩種碳水化合物主食的組合
- ☐ 覺得壓力大時，就會忍不住用大吃
- ☐ 每餐一定都吃到十分飽
- ☐ 喝咖啡或紅茶時，習慣要加糖
- ☐ 每餐都習慣吃飯後甜食
- ☐ 不想留剩菜剩飯，會不自覺地掃盤吃光
- ☐ 不太吃魚類、海鮮料理
- ☐ 討厭吃蔬菜，或每日蔬菜攝取量不足
- ☐ 自覺吃飯速度很快，或曾經被人提醒過「吃太快了」
- ☐ 喝完酒，最後一定要來碗飯，或一定要吃麵等碳水化合物的餐點

只要符合任何一項，代表你的內臟脂肪正在增加！
趕快來看看減重名醫的瘦肚建議，現在就開始喝超強的瘦肚湯。

Column 1. 自我檢測！代謝症候群簡易診斷

除了到醫院、用X光或電腦斷層掃描，能正確測量出內臟脂肪之外，
也有一個簡單的方法，可以在家就確認自己有沒有內臟脂肪過多，趕快來試試看！

內臟脂肪型肥胖 的定義	❶ BMI 25 以上 ❷ 男性腰圍 85cm 以上，女性腰圍 90cm 以上

❷ 測量腰圍

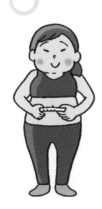 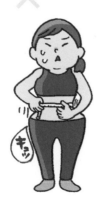

腰部不要用力，用正常淺呼吸的狀態進行測量。

測量時，如果刻意吸氣縮肚子，就無法測量出正確數值，要特別注意喔。

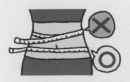

量尺的位置，是放在肚臍下方的位置繞一圈，不是測量腰部最細的部位。

· 測量前，先檢查量尺是否平整。
· 測量時，要避免量尺陷進腹部肥肉中。

❶ 檢測BMI值

$$BMI = 体重_{(kg)} \div (身長_{(m)})^2$$

BMI （以滿18歲以上 成人的範圍）	肥胖程度
<18.5	體重過輕（過瘦）
18.5 ～ 24	健康體重
25 ～ 27	體重過重
27 以上	肥胖

※ 依據台灣「衛生福利部國民健康署」的肥胖防治資料。
※ 日本肥胖學會已將 BMI 值 25~40 以上分為 1~4 度的肥胖狀態：25~29 肥胖 1 度、30~34 肥胖 2 度、35~39 肥胖 3 度、40 以上 肥胖 4 度。

BMI 只是參考，應留意隱形肥胖

透過這二種測量方式，得知自己沒有內臟脂肪型肥胖的人，萬萬不能就此安心。平時沒有運動習慣，而且日常飲食總習慣攝取很多醣類的人，乍看之下就算身材標準，事實上還是有很多人存在內臟脂肪囤積的問題，也就是所謂的隱形肥胖，所以得特別留意。

擔心自己有可能是隱性肥胖的人，請善用本書的減醣湯食譜，改善你的飲食習慣吧！

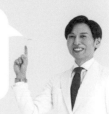

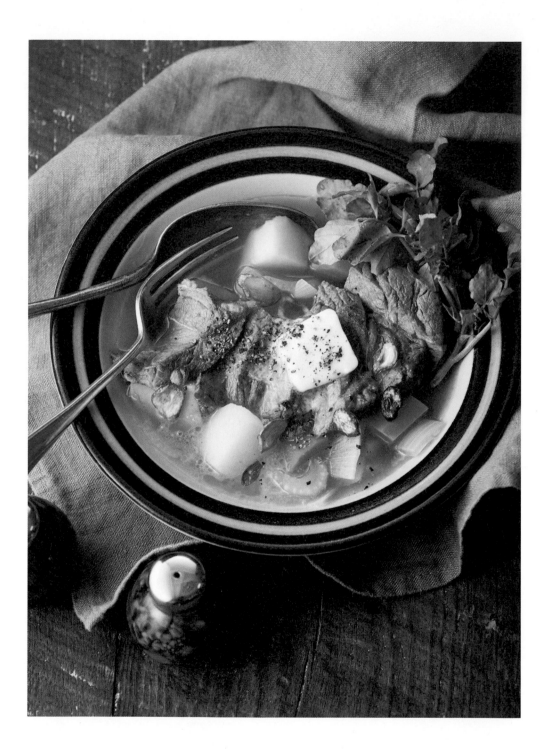

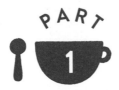

PART
1

完全解析！秒懂減醣湯的運作機制

減醣湯的
基礎知識小學堂

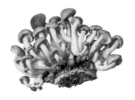
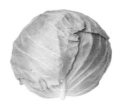
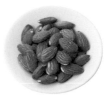

什麼是減醣湯？為什麼喝減醣湯會瘦？怎麼吃才容易看出效果？
在這一章，由減重名醫工藤孝文醫師詳細解說喝「減醣瘦肚湯」
減去內臟脂肪的驚人效果。先了解原理之後，接著再開始展開效
果顯著的瘦肚飲食！

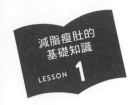
放著肚子上的一圈肉不管，可能有致命風險！

什麼是「內臟脂肪」？

內臟脂肪與皮下脂肪的差異

內臟脂肪型肥胖

脂肪囤積於腹部周圍，
常見於男性和更年期女性

皮下脂肪型肥胖

脂肪囤積於皮下組織，
以女性居多

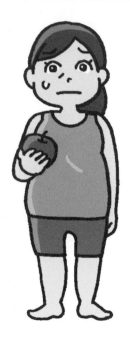

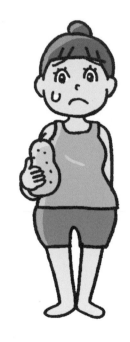

check!

- ☑ 脂肪囤積在內臟周圍，
  肚子會跑出一圈肉
- ☑ 代謝較快，容易瘦下來
- ☑ 肚子一圈肉，
  但卻捏不太起來

check!

- ☑ 臀部、大腿和腰部一圈，
  有很多贅肉
- ☑ 代謝較慢，不容易瘦下來
- ☑ 肚子上隨便一捏，
  都捏得起肥肉

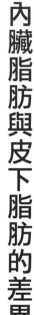

脂肪，分成內臟脂肪與皮下脂肪

脂肪主要分成長在皮膚底下的「皮下脂肪」，和長在內臟周圍的「內臟脂肪」這兩種。皮下脂肪常見於原本就身材豐滿，下半身有很多贅肉的女性身上；而內臟脂肪，則常見於腹部有一圈肥肉的男性，以及停經後的女性。

皮下脂肪具有不易囤積且不易消除的特性；反之，內臟脂肪雖然容易囤積，但透過改變飲食及運動，就能輕鬆減掉。

雖然兩者同樣皆為脂肪，但就目前研究已知，內臟脂肪型肥胖與皮下脂肪型肥胖相較之下，前者引發糖尿病、動脈硬化及癌症等嚴重疾病的風險，比後者高出許多，也因此，內臟脂肪型肥胖的人，一定要透過馬上開始改變飲食和增加運動量來解決。

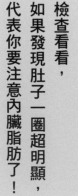

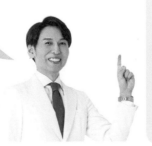

檢查看看，如果發現肚子一圈超明顯，代表你要注意內臟脂肪了！

心臟也會囤積脂肪？
「異位性脂肪」的致癌風險！

無法變成皮下脂肪，或進入內臟脂肪皮下組織的脂肪，有時會囤積在原本不該囤積的地方，例如心臟及肝臟等部位。異位性脂肪與內臟脂肪一樣，會提高各種疾病（三高、癌症、失智）的發作的風險，因此必須多加留意。

1 高血糖、糖尿病

**胰島素運作不佳
所引起**

受到內臟脂肪囤積的影響，有一種「體脂細胞激素」會阻礙胰島素的運作。而胰島素屬於降低血糖值的賀爾蒙，當胰島素運作不佳時，最終將引發高血糖及糖尿病。

2 高血壓

**胰島素過度分泌
為主因之一**

當胰島素因內臟脂肪囤積導致運作不佳時，身體會感受到危險，而開始過度分泌胰島素。於是，過多的胰島素在刺激交感神經後，將成為導致高血壓的導火線。

3 動脈硬化

**症狀一旦惡化，
恐有猝死風險**

內臟脂肪增加之後，體內預防動脈硬化的物質－體脂細胞激素會減少，進而提高動脈硬化的風險。再者，因為動脈硬化使血管變窄後，心肌梗塞和腦梗塞等疾病的發病風險，也會隨之升高。

4 癌症

**身體發炎，
提高罹癌風險！**

內臟脂肪一旦增加，胰島素分泌量就會變多，進而導致身體容易發炎。此外，雌激素等女性賀爾蒙分泌量也可能出現變化，這些都是提高罹癌風險的原因之一。

5 失智症

身體長期處於高血糖，就容易發病

當身體長期處於高血糖的狀態，掌管大腦記憶的海馬迴就會萎縮，導致記憶力變差；推測這就是失智症的導火線。此外，因動脈硬化症狀惡化所造成的腦梗塞，也是失智症的主要原因之一。

三高、失智、癌症……
內臟脂肪帶來的各種疾病

在肥胖問題當中，尤其令人棘手的就是「代謝症候群」。這種疾病最初是因為內臟脂肪型肥胖，漸漸演變成血脂數字異常、高血糖及高血壓。目前已知，罹患這種症狀之後，容易招致心臟病、腦溢血或動脈硬化這類悠關性命的嚴重疾病。根據統計，四十歲以上的日本人，每四人就有一人疑似患有代謝症候群。

內臟脂肪會囤積，就是因為醣類攝取過多。甜食、一口接一口的零嘴、喝酒後再來碗拉麵作結尾……像這樣的飲食習慣，都會使人在不知不覺中囤積內臟脂肪，導致代謝症候群上身。

所幸內臟脂肪很容易消除，只要控制醣類的攝取，馬上就能擺脫掉肚子上的「游泳圈」，讓內臟脂肪數字恢復正常。

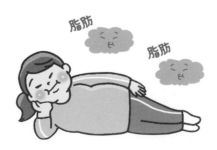

「頻尿」及「老人臭」，
都是因為內臟脂肪！

內臟脂肪增加後，肪胱受到壓迫，就容易頻尿。此外，內臟脂肪也會使得血液中影響體味成分的「壬烯醛」增加，使得俗稱「老人臭」的情形變得更嚴重！

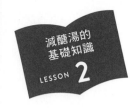

減醣湯的基礎知識 LESSON 2

內臟脂肪增加就是因為醣！

降低內臟脂肪，重點有三個！

醣類 （碳水化合物）	脂質	蛋白質
大腦和肌肉的 能量來源	調節賀爾蒙和 肌膚	製造血液和肌肉 等人體組織
〔主要食材〕 米飯、麵包、麵類、 薯類、零食……等	〔主要食材〕 肉類和魚類的脂肪、 奶油、牛奶……等	〔主要食材〕 肉類、魚類、 蛋、豆類……等

攝取過多的話……

形成中性脂肪 囤積體內	形成二氧化碳與水 排出體外	形成二氧化碳與水 排出體外

只有「醣類」會讓血糖升高

碳水化合物的組成元素

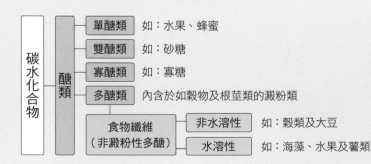

碳水化合物	醣類	單醣類	如：水果、蜂蜜
		雙醣類	如：砂糖
		寡醣類	如：寡糖
		多醣類	內含於如穀物及根莖類的澱粉類
		食物纖維 （非澱粉性多醣） 非水溶性	如：穀類及大豆
		水溶性	如：海藻、水果及薯類

016

只要減少醣類攝取量，就能輕鬆瘦下來

脂肪的累積、增加，原因包含飲食不規律、缺乏運動、遺傳和年紀增長所導致的代謝變差……等。然而，大多數現代人累積脂肪（變胖）的原因，都是因為醣類攝取過多的關係。一提到醣類，可能很多人都會聯想到甜口味的零食，其實作為主食的米飯、麵包、零嘴、乍看之下感覺很健康的水果，這些食物同樣含有大量的醣類。

一旦攝取過多的醣類，體內的血糖值就會急速上升。此時，胰臟便會分泌出賀爾蒙「胰島素」，抑制急速上升的血糖值。然而在這段過程中，血液中的糖將轉變成脂肪囤積於體內，因此使人發胖。

由此可見，若血糖上升的速度緩慢，胰島素就不會過度分泌，脂肪也就不會囤積於體內，造成最終肥胖的情形。

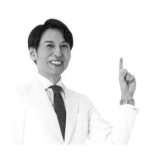

膳食纖維是減肥的好幫手，要多多攝取！

醣類攝取過多，導致發胖的機制

❶

吃進高醣食物後，血液中的葡萄糖就會急速增加！

葡萄糖會滲透全身～

葡萄糖 葡萄糖 葡萄糖
葡萄糖 葡萄糖 葡萄糖 葡萄糖 葡萄糖 葡萄糖

❷

胰臟分泌胰島素，將葡萄糖一網打盡

吸收葡萄糖囉～ 胰島素

葡萄糖 葡萄糖 葡萄糖 葡萄糖 葡萄糖
葡萄糖 葡萄糖 葡萄糖 葡萄糖 葡萄糖

❸

被 ❷ 一網打盡的葡萄糖，會形成肝糖儲存在肌肉等處

變成 肝糖

葡萄糖 葡萄糖 葡萄糖 葡萄糖 葡萄糖
葡萄糖 葡萄糖 葡萄糖 葡萄糖 葡萄糖

用無壓力的減醣法，調整醣的攝取量

只要開始減少醣的攝取量，就能減少囤積在體內的多餘脂肪；看起來似乎簡單，但是一下子就開始進行極端的減醣、限醣飲食，會對自己造成很大的壓力，常常會在幾天的限醣之後大爆發，反而暴飲暴食。因此我才會建議大家不要一下子就極端地開始減醣，要用正確的方法、慢慢減少醣類攝取，同時還是要吃進一定分量的醣類飲食。

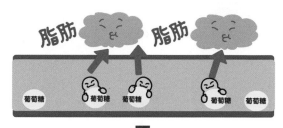

❹

多餘的葡萄糖則會
被脂肪細胞吸收，
囤積起來

❺

脂肪愈積愈多，造
成肥胖！

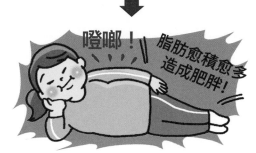

一餐改喝減醣湯，減少醣類的攝取量！

醣類的攝取量其實很難自行掌控，不過，在書中的減醣湯食譜，每一道的含醣
量都在20g以內，讓你輕鬆控制一日、一餐的醣類攝取量。

瘦肚的效果。

人，相信一定能親身感受到減脂

假如你是ＢＭＩ值超出正常值的

類，這種無壓力的減醣飲食，

一天通常會吃進約三百公克的醣

依照一般人的飲食習慣，

而且輕鬆又愉快。

十分受到患者的好評，壓力小，

遊戲一樣；這個做法在我的醫院

一百公克，讓整個過程就像在玩

吃進十公克的的醣類，一天合計

成早、中、晚三次，再藉由點心

取量控制在三十公克以內，並分

建議大家可以先把每餐的醣類攝

希望控制在二十至四十公克，我

每餐的醣類攝取量，一般會

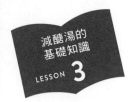

減醣湯的
基礎知識
LESSON **3**

減去內臟脂肪的瘦肚食材,一定要吃!

如何充分活用低醣食材?

白米飯
醣量**36.8**g

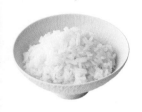

吐司
醣量**44.3**g

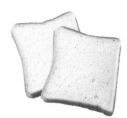

義大利麵
醣量**71.2**g

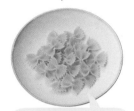

在主食類中,含醣
量較多的代表性食
物!尤其義大利麵
的含醣量相當多。

香蕉
醣量**21.4**g

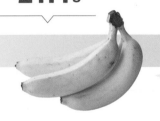

水果中富含「果糖」
(醣質)。而水果打
成果汁後,果糖的
吸收率會變得更好,
要特別注意。

多

馬鈴薯
醣量**16.3**g

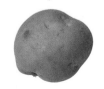

奶油蛋糕
醣量**43.0**g

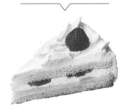

銅鑼燒
醣量**55.6**g

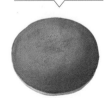

檢查以下每100公克的食物中,內含多少醣質!

鴻喜菇
醣量 **2.3**g

大豆
醣量 **11.6**g

蕈菇類幾乎不含醣類，且富含大量膳食纖維。

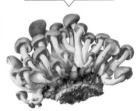

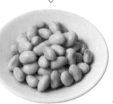

豆渣
醣量 **2.3**g

蓮藕
醣量 **13.5**g

蛋
醣量 **0.3**g

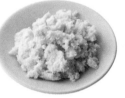

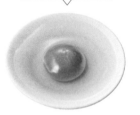

杏仁
醣量 **10.8**g

起司
醣量 **1.3**g

竹輪
醣量 **13.5**g

少

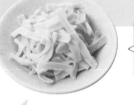

豬五花
醣量 **0.1**g

熱量偏高的起司，若站在減醣飲食的角度，其實吃也無妨。它甚至是減醣飲食中，最佳的點心選擇。

高麗菜
醣量 **3.4**g

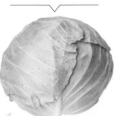

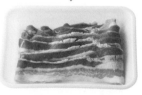

拌魚漿時都會使用到醣類，所以含醣量偏多。

鮭魚
醣量 **0.3**g

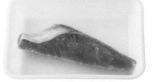

葉菜類含醣量少，是減醣飲食期間的最佳幫手。

進行減醣飲食，不用在意熱量

在減醣飲食法中，唯一要注意的就是「醣類攝取量」，至於蛋白質和油脂，則可以不必忌口，換言之，就是無須在意熱量問題。

不過，「油脂類」要選擇對人體有益的好油，並非可以狂吃炸物的意思喔！

含醣量較多的食物，除了加入大量砂糖的甜食之外，還包含例如米飯、麵包和麵類這些主食，以及香蕉等水果。除此之外，像是：肉類、魚類、豆製品、乳製品、葉菜類及蕈菇類，都屬於含醣量較少的食物，可以安心地多吃。但有一點必須注意，就是根莖類（蓮藕和牛蒡），以及馬鈴薯等薯類，這些食物的含醣量稍多一些，所以不能吃太多。

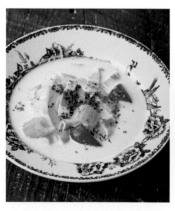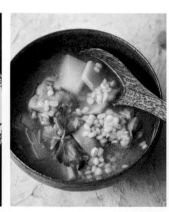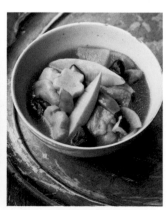

小心隱藏在「調味」中的醣類

即便是享用肉類或魚類料理，例如：漢堡排或炸豬排，其實在調味料和麵衣中都含有醣類，所以有時會在不知不覺中攝取到。同理可證，玉米濃湯和天婦羅這些料理，大多都會使用到含醣量高的太白粉，要多加留意。

善用「增量食物」增加飽足感

蒟蒻、豆渣以及蕈菇類，由於幾乎不含醣類且富含食物纖維，因此都是極佳的「增量食物」。食物纖維可增加排便量、預防便祕，還能使餐點增量，有助於增加飽足感，要多吃。書中的減醣湯食譜中，有很多道都用了增量食材，希望大家都能以吃得飽、不挨餓的方式，快樂的瘦下來。

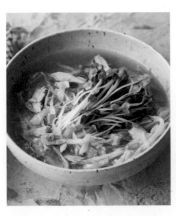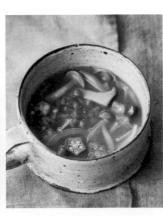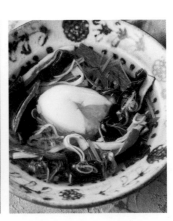

減醣湯的
十大優點

1 ## 確實執行，一定能瘦！

書中的每一道減醣湯食譜，食材都非常豐富，用「切大塊」的方式，每一口都好滿足。由於無需減少食量，不必挨餓也能減肥成功。

2 ## 充分攝取到均衡的營養

食譜中用了很多的肉類、魚類及蔬菜，營養超均衡。除了蛋白質和脂質外，還能充分攝取到身體最容易缺乏的微量營養素，如：維生素和礦物質。

3 ## 改善便祕

食材使用了大量的豆類及蔬菜，可以解決食物纖維及水分攝取不足的問題，具有刺激腸道、促進排便的效果。如果有便秘困擾的話，非常建議將早餐改為喝減醣湯。

4 ## 預防老化及美化肌膚

書中的減醣湯，食材也含有許多能打造美肌的維生素及礦物質。同時，利用減醣湯控制一天的醣類攝取量，也能抑制老化物質 AGE 生成，預防老化。

5 ## 吃不膩，才能一直吃下去

書中的減醣湯料理，一共有 80 道。包含日式、西式及中式，甚至有異國風味，各種口味的減醣湯食譜，每天一道，天天變化，可以至少維持將近三個月，提高瘦肚計畫的成功率。

富含蛋白質、食物纖維及礦物質，減脂肪不減肌肉，
讓你健康瘦下來！這就是減醣湯一定能減重瘦肚的魅力！

6 做成常備菜，想吃就能吃

湯料理的特色，就是可以一次做好幾份，冷藏常備，想吃的時候馬上就能吃。書中也會有常備減醣湯的作法，讓大家可以變化味道及配料後，常備在冰箱，隨時享用。

7 水腫、虛胖 OUT ！

減醣湯所使用的蕈菇類、豆類及蔬菜等食材，富含具排水作用的鉀。一到晚上雙腳就會水腫、腿粗一圈的人，減醣湯一定能輕鬆解決這個困擾！

8 不容易復胖

用「仙女餐」進行嚴苛的食量控制，達到一時瘦身效果的話，當食量回復正常之後，通常都會復胖。但因為喝減醣湯根本就不會挨餓，食量和平常一樣，完全不會有復胖的問題。

9 預防肥胖引起的代謝症候群

一旦醣類攝取過多，成為內臟脂肪型肥胖之後，發生糖尿病及高血壓這類疾病的風險就會升高。而攝取減醣湯能有效減去脂肪，進而降低罹患這些疾病的風險。

10 不必勉強自己刻苦運動，也能瘦下來

沒有運動習慣的人，也能藉由減醣湯輕鬆瘦下來！特別是原本 BMI 值過高、以及內臟脂肪數字過高的人，將一天的醣類攝取量控制在 100 公克以內，一開始不需要特別搭配做什麼運動，也能馬上看到體重、體脂、內臟脂肪和 BMI 值都下降的成果。

記住4大原則，瘦肚效果100％！

原則① 把三餐的其中一餐，改喝減醣湯

—— 進行減醣飲食，不用在意熱量

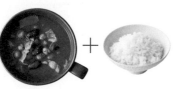

午餐可以吃
減醣湯加少量主食

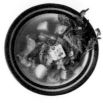

早餐可以吃
份量滿點減醣湯

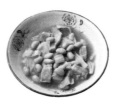

晚餐可以吃
好消化的減醣湯

減醣湯雖然低醣，而其他的營養素十分均衡，即便一餐以減醣湯替代，也不會發生減肥時最常出現的營養失衡問題，而且肌膚及身體也不會出狀況！此外，還能省去計算醣類攝取量的困擾，讓你輕鬆且持之以恆地執行減醣飲食。

在早、中、晚任一餐吃減醣湯都可以，大家可以視當天的心情和狀況作調整，例如：選擇中午改喝減醣湯料理，並搭配少量米飯，或是晚餐會比較晚吃的時候，選擇好消化的減醣湯。

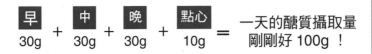

$$\boxed{早\\30g} + \boxed{中\\30g} + \boxed{晚\\30g} + \boxed{點心\\10g} = 一天的醣質攝取量\\剛剛好100g！$$

【 20g 的醣類攝取量是多少？ 】

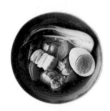

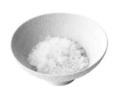

減醣湯	米飯	吐司
一碗以上！	約 1/3 碗	8 片裝的 1 片

不用挨餓，
不用擔心復胖

一聽到減醣，可能有人會以為完全不能吃有含醣的食物，其實由我提倡的工藤式減醣飲食法，是建議大家早、中、晚每餐分別攝取30公克醣質、點心攝取10公克醣質，一天的醣質攝取量正好達到100公克。

適度攝取醣類，不需要挨餓，不但能避免復胖、輕鬆地持續下去之外，以剛剛好100公克為目標，還有一種像是玩遊戲的感覺，這種方式對於要減重瘦肚的人來說最為理想。

【 配菜先吃，有三大好處 】

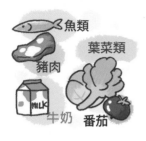

魚類
葉菜類
豬肉
牛奶
番茄

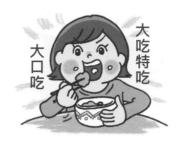

大吃特吃
大口吃

1. 確定每餐吃夠
必需的營養

2. 避免吃太快、
吃太多

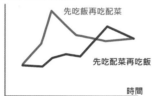

血糖值的上升幅度

先吃飯再吃配菜

先吃配菜再吃飯

時間

3. 防止血糖
急速上升

讓血糖緩慢上升，
就不容易發胖

想要提升減醣飲食的效果，一定要注意吃飯時的順序。若在肚子餓的時候，一開始就先吃高醣食物（飯麵類等主食），血糖會急速上升，即便沒有吃得特別多，還是容易發胖。如果用餐時，一開始先吃肉類、魚類及蔬菜等配菜，就能避免血糖急速上升。

除此之外，如果一開始先吃配菜，先讓肚子吃到五分飽，不需要吃太多主食就能吃飽，可以預防吃太多、吃太飽。

最後一個先吃配菜的優點，就是可以先攝取身體容易缺乏的維生素和礦物質等微量營養素，能改善肌膚粗糙的情形，健康又美麗地瘦下來。

028

【 推薦的低醣零食 】

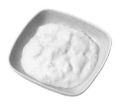

優格
改善便秘的效果非常好，最
適合當作零食來吃。

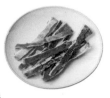

魷魚絲
吃下肚後易膨脹，輕鬆增加
飽足感！

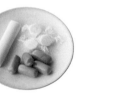

起司類
每一種起司都是低醣食物；
可依個人喜好作選擇。

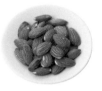

堅果類
推薦大家吃低醣的杏仁或核
桃。

一天可以吃一次
含醣十公克以下的零食

勉強自己忍耐肚子餓的感覺，除了最
終會導致暴飲暴食之外，在下一餐吃下含
醣食物時，血糖上升的速度會更快、更容
易發胖；因此，在兩餐之間吃一些零食，
反而能更有效率地瘦下來。在工藤式減醣
飲食法中，建議大家在時間拉得比較長的
午晚餐之間，可以吃十公克左右的含醣零
食。

至於理想的零食類型，有內含優質脂
質的堅果類、除了蛋白質還能攝取到鈣質
的起司及優格、容易增加飽足感的魷魚絲
等乾貨。

另外，只要是含醣量在十公克以下的
甜食，適量吃一點也可以。

減醣湯這樣煮，瘦肚效果超強！

讓減醣瘦肚湯確實有健康和減重的效果，要注意四個料理時的重點。
在開始準備減醣湯之前，先來看看有哪些料理和食材的注意事項。

POINT 1 　每餐的醣質，要在 20g 以下

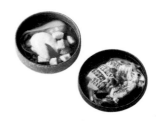

書中的每一道減醣湯料理，含醣量都在 20 公克以下。前面提到，每一餐的含醣量建議控制在 30 公克以內，因此扣掉減醣湯，同一餐吃的配菜和主食，含醣量要在 10 公克之內。

POINT 2 　豐富配料須切成大塊

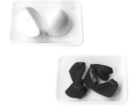

減醣湯的食材，要盡量切大塊一點。原因是大塊的食材，自然就要多咀嚼幾次，透過咀嚼次數提升飽足感。除此之外，也能讓一碗湯料理看起來分量十足又豐盛，進一步提升「可以吃好飽」的心理效果。

POINT 3 　一定要吃夠充分的蛋白質

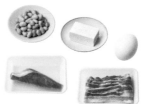

減少醣類之後，要吃到足夠的每日蛋白質攝取量。可以透過肉類、魚類、大豆及蛋等食物，充分攝取。如果連蛋白質都減量攝取，會導致營養不足，最好每一餐都要有含蛋白質的食材。

POINT 4 　蔬菜以葉菜類或蕈菇類為主

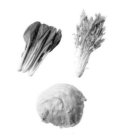

減醣飲食中，並不是只要是蔬菜類就可以盡量吃。根莖類及薯類的含醣量較多，要注意不可以吃太多；而葉菜類蔬菜和蕈菇類是理想的低醣食物，因此多吃也沒關係。可以好好運用在減醣瘦肚湯，作為增加份量的食材。

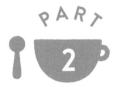

PART
2

利用現成熟食，5分鐘立刻上桌

只要3步驟！
省時快煮減醣湯

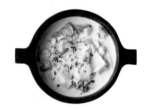
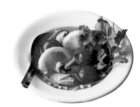
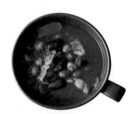

許多人在開始減醣時會遇到的困擾，就是當工作很忙很累的時候，便無法維持。這一章的減醣湯料理，都是利用市售的即食雞胸肉或罐頭等現成的熟食，不需要用到特別的調味料或食材，三步驟就能輕鬆完成；忙碌或加班時，也能將料多又豐富的湯料理快速上桌。

〔食譜相關注意事項〕
· 1大匙＝15ml，1小匙＝5ml。
· 微波爐加熱時間為600W的加熱時間，以700W加熱時請將時間調整成0.8倍左右，以500W加熱時請調整成1.2倍。
· 用微波爐加熱液體時，可能會突然沸騰（突沸現象），請多加注意。
· 調味料的部分，若未特別注解，砂糖使用的是白砂糖，味噌為個人偏好的味噌，奶油為鹽味奶油。
· 食譜中標記的水分僅供參考，請視食材狀態進行調整。

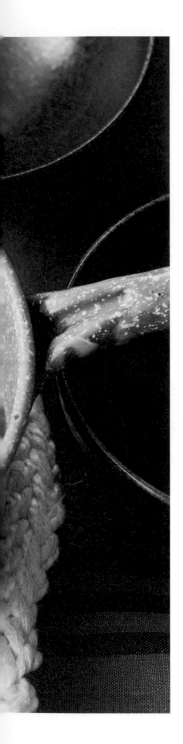

\\ 分量超夠！一碗就吃飽 //

日式炸雞咖哩蔬菜湯

材料（2人份）

日式炸雞	…………	6 個
免切洗蔬菜	…………	120g
A	雞高湯粉	1 小匙
	醬油	2 小匙
	咖哩粉	1 小匙
	水	300ml

作法

1 將日式炸雞以 600W 微波爐加熱 2 分鐘後取出備用。*

2 將免切洗蔬菜和 A 倒入鍋中，以中火加熱，沸騰後再加入 1，再煮 3 分鐘

3 將 2 盛盤後，即可享用。

POINT

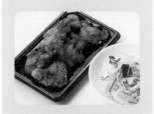

只要使用市售的日式炸雞和免切洗蔬菜，不需動刀、5 分鐘就能輕鬆完成這道減醣湯。這道湯分量十足，在忙碌的日子裡，當作晚餐來犒賞自己，滿足又無負擔！

* 微波加熱時，請將食材裝在微波用的耐熱容器中。

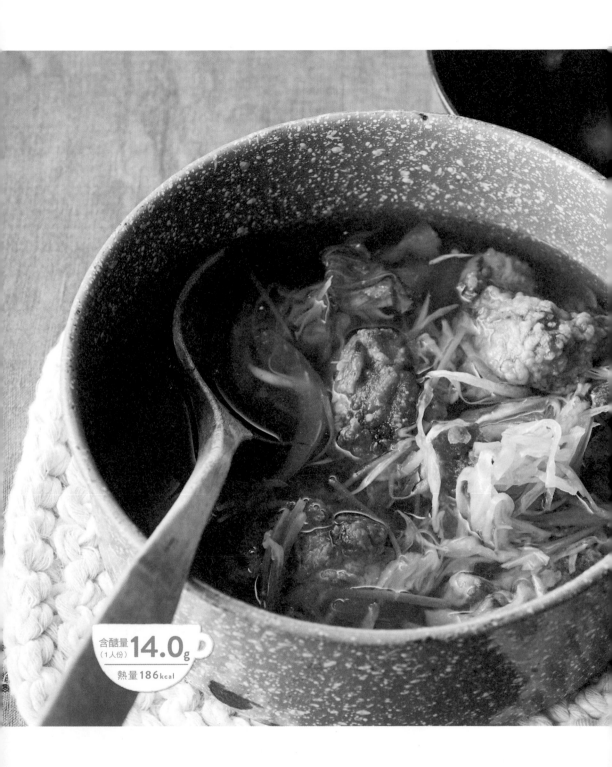

含醣量**14.0**g
（1人份）

熱量**186**kcal

\\ 利用維生素 B₁ 消除疲勞 //

西式減醣涮涮鍋

材料（1人份）

豬里肌火鍋肉片………100g
萵苣………………………100g
西洋芹……………………10cm
蘆筍………………………4 根
A ┌ 西式高湯粉………2 小匙
　├ 酒…………………1 大匙
　└ 水…………………400ml
鹽、胡椒…………………各少許

✏️
memo

豬肉所含的維生
素 B₁，可以在體
內將醣類轉換成
能量，有消除疲
勞的功能。十分
推薦在感覺疲勞
的日子中享用。

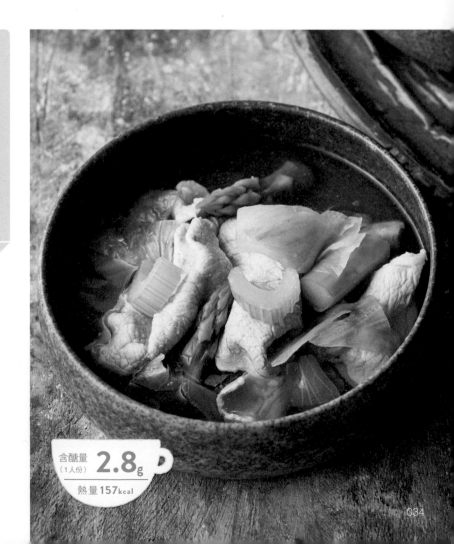

含醣量
（1人份）**2.8g**
熱量157kcal

034

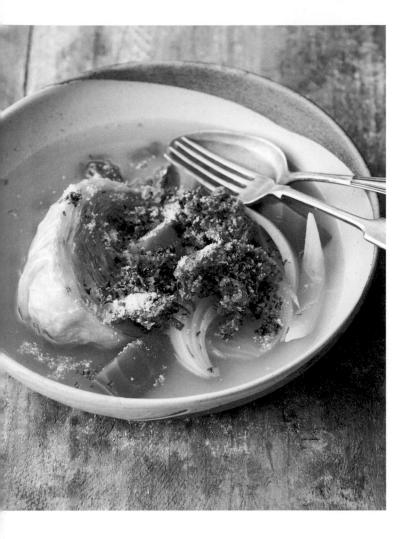

\\ 整塊蔬菜大大滿足 //

牛肉高麗菜湯

材料（1人份）

牛肉罐頭⋯⋯⋯1 罐（80g）
高麗菜⋯⋯ 1/4 顆（250g）
紅蘿蔔⋯⋯⋯⋯⋯⋯50g
洋蔥⋯⋯⋯⋯⋯⋯1/2 個
A｜西式高湯粉⋯2 小匙
　｜白酒⋯⋯⋯⋯1 大匙
　｜水⋯⋯⋯⋯⋯300ml
鹽、胡椒⋯⋯⋯⋯各少許
巴西利（切成末）⋯⋯少許
起司粉⋯⋯⋯⋯⋯2 大匙

作法

1　將牛肉切成適口大小，高麗菜對半縱切，紅蘿蔔切成 8 塊，洋蔥切成 1cm 厚的半月形。

2　將材料 A、紅蘿蔔和洋蔥倒入鍋中，以中火煮到軟為止。

3　另起一平底鍋，倒入少許沙拉油（分量外），待油熱後，將高麗菜兩面稍微煎過。

4　將 3 倒入 2 的鍋子中，煮軟入味後再以鹽、胡椒調味。

5　將 4 再加入牛肉後，攪拌一下即可盛盤，最後再撒上起司粉和巴西利，便可享用。

\\ 用菇類的膳食纖維，促進腸道活動 //

檸香德式香腸菇菇湯

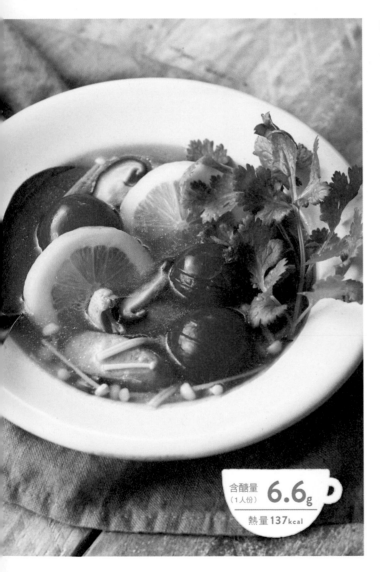

含醣量（1人份）**6.6g**
熱量**137kcal**

材料（2人份）

德式香腸	4 根
小番茄	6 個
金針菇	100g
香菇	2 朵
檸檬切片	4 片
A 西式高湯塊	1 個
魚露	1/2 小匙
酒	1 大匙
水	300ml
香菜	適量

作法

1 德式香腸對半斜切，金針菇切掉根部後再對切，香菇切掉菇柄後切成片，小番茄去除蒂頭。

2 將材料 A 倒入鍋中，以中火煮滾；接著倒入 1，煮 5 分鐘後再加入切片檸檬。

3 將 2 盛盤後再加上香菜作裝飾，即可享用。

\\ 市售即食雞胸肉，好喝雞湯立刻上桌！ //

白菜嫩雞湯

材料（2人份）

即食雞胸肉…………100g
白菜…………………150g
韭菜…………………1/4 把
蟹味棒………2 根（20g）
A │ 雞高湯粉………1 小匙
　 │ 醬油……………2 小匙
　 │ 麻油……………1 小匙
　 │ 水………………250ml
冷凍糯麥塊…6 個（120g）
鹽、胡椒…………各少許

作法

1　即食雞胸肉切成 2cm
　塊狀，白菜大略切成
　4cm 長，韭 菜 切 成
　3cm 長，蟹味棒切成
　2cm 寬。

2　將材料 A 和糯麥倒入
　鍋中，煮滾，接著再
　加入 1 後，煮 7 分鐘。

3　最後以鹽、胡椒調
　味，即可盛盤享用。

醫生小叮嚀

糯麥的含醣量較高，但是
富含食物纖維，可以在不
超過每日含醣量的原則
下、加入減醣湯的食材。

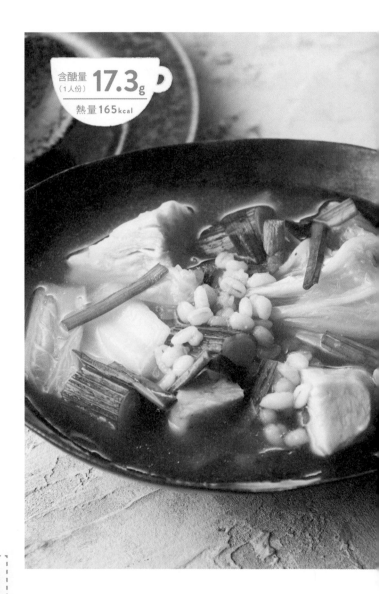

含醣量 **17.3g**
（1人份）
熱量 165kcal

\\ 清脆又爽口，增加咀嚼、飽足感 UP！//

叉燒肉水芹湯

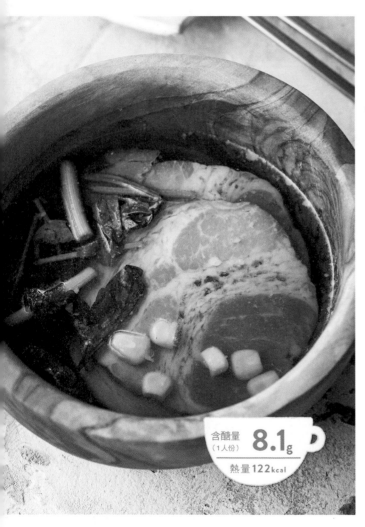

含醣量（1人份）**8.1g**

熱量 **122kcal**

材料（2人份）

叉燒肉（市售）·········100g
水芹·····················40g
玉米粒（冷凍）
·················4 大匙（60g）
A｜西式高湯粉····1 大匙
　｜水··············300ml
　｜鹽、胡椒······各少許

作法

1　把水芹切成約 3cm
　長，叉燒肉可再切成
　適口大小。

2　將玉米粒和材料 A 倒
　入鍋中，以中火煮滾。

3　將 1 備好的食材放入
　2 煮滾的鍋中，再煮
　滾 20 秒，即可盛盤
　享用。

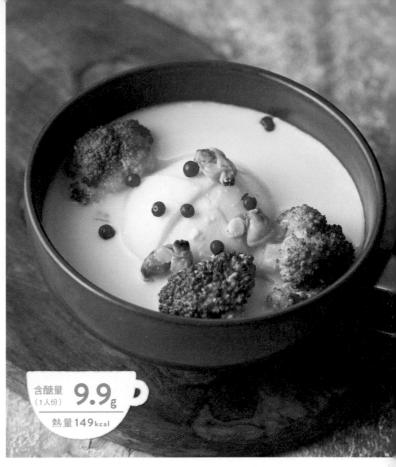

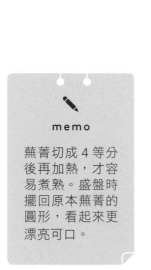

memo

蕪菁切成4等分後再加熱，才容易煮熟。盛盤時擺回原本蕪菁的圓形，看起來更漂亮可口。

含醣量（1人份）**9.9**g

熱量149kcal

\\ 輕鬆補足容易缺乏的礦物質 //

花蛤蕪菁牛奶湯

材料（2人份）

花蛤罐頭（花蛤肉）
⋯⋯⋯⋯⋯1罐（55g）
蕪菁⋯⋯⋯⋯⋯⋯⋯⋯2個
青花菜（冷凍亦可）⋯60g
A｜西式高湯粉⋯2小匙
　｜白酒⋯⋯⋯⋯1大匙
　｜牛奶＋花蛤罐頭汁
　｜⋯⋯⋯⋯⋯250ml
鹽、胡椒⋯⋯⋯⋯各少許
粉紅胡椒⋯⋯⋯⋯⋯適量

作法

1 蕪菁去皮，劃出十字刀痕後縱切成4等分，青花菜分成小朵。

2 將蕪菁和青花菜放在耐熱盤上，蓋上保鮮膜，以600W微波爐加熱4分鐘。

3 將材料A和花蛤倒入鍋中以中火熬煮，在快要沸騰的前一刻熄火，加入鹽和胡椒調味。

4 把1盛盤，再倒入3，最後依個人喜好撒上粉紅胡椒即可。

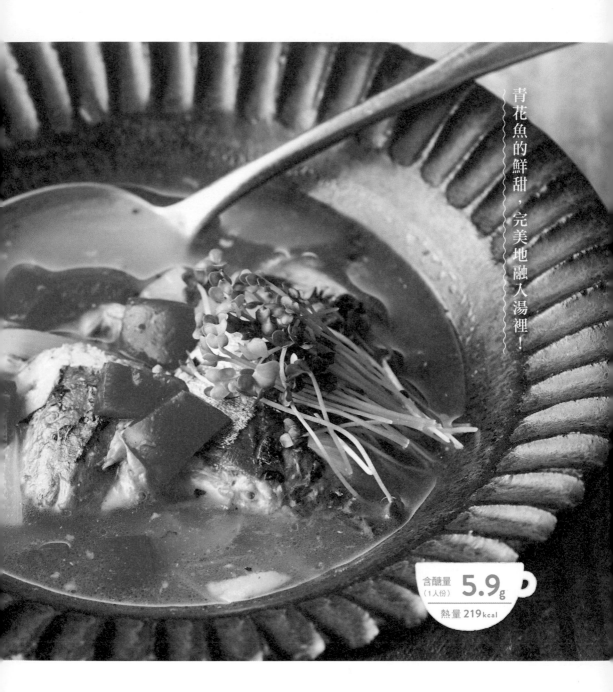

含醣量（1人份）**5.9**g

熱量 **219**kcal

\\ 青花魚的豐富營養，一點都不放過 //

青花魚咖哩湯

材料（2人份）

青花魚水煮罐頭	150g
洋蔥	1/2 個
紅甜椒	1/4 個
沙拉油	1 小匙
咖哩粉	1 小匙
A 西式高湯粉	2 小匙
酒	1 小匙
水	300ml
鹽、胡椒	各適量
青花椰苗	適量

作法

1 洋蔥和去籽後的紅甜椒切成約 1cm 的塊狀。

2 將沙拉油、洋蔥和咖哩粉倒入鍋中，以中火把洋蔥炒至透明。

3 在 2 加入青花魚、紅甜椒和材料 A，煮滾 5 分鐘。

4 以鹽、胡椒調味後盛盤，再以青花椰苗裝飾，即可享用。

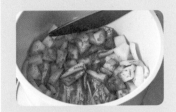

POINT

炒洋蔥時加入咖哩粉一同拌炒，可使香氣更加突顯，用便宜食材煮出豐富的好味道。

memo

青花魚罐頭除了有豐富的 DHA 之外，還富含維生素 B 群及 D，甚至能完整攝取到骨頭的鈣質，因此特別建議大家使用罐頭做為食材。

醫生小叮嚀

DHA 可以減少血液中膽固醇和不好的中性脂肪，多吃多健康喔！

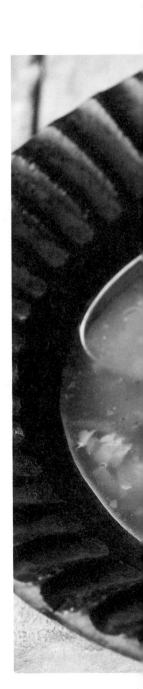

辣味泡菜豆腐湯

材料（2人份）

豬肉片	120g
豆腐	200g
韭菜	1/4 把
泡菜	50g
麻油	1 小匙
A 雞高湯粉	1 小匙
醬油	2 小匙
水	250ml
鹽、胡椒	各少許

作法

1 豆腐切成 1.5cm 厚，韭菜切成 4cm 長，泡菜大略切成 3cm。

2 在鍋中倒入少許麻油後，以中火燒熱，將豬肉拌炒一下。待肉變色後，倒入材料 A、豆腐和泡菜，煮 5 分鐘。

3 將韭菜加入 2，最後以鹽、胡椒調味後再盛盤，即可享用。

麻婆豆腐湯

材料（2人份）

豬絞肉	120g
烤豆腐	1 塊
豆苗	30g
麻油	2 小匙
A 雞生薑（切成末）	1 小塊的分量
長蔥（切成末）	5cm 的分量
豆瓣醬	1/2 小匙
B 砂糖	1 小匙
醬油	1 小匙
味噌	1 小匙
雞高湯粉	1 小匙
水	250ml

作法

1 烤豆腐切成 1cm 塊狀，豆苗切成 3cm 長。

2 麻油、材料 A 和豬絞肉倒入鍋中，以中火拌炒一下，待肉變色後加入烤豆腐和材料 B，沸騰後繼續煮滾 5 分鐘。

3 將豆苗加入 2，即可盛盤享用。

辣味泡菜豆腐湯

含醣量 **5.9g**
（1人份）
熱量 226kcal

麻婆豆腐湯

含醣量 **4.1g**
（1人份）
熱量 334kcal

內含大量食物纖維，預防便祕

含醣量
（1人份）**14.8**g

熱量 **177**kcal

\\ 加入番茄汁，健康大加分 //

洋蔥鷹嘴豆番茄湯

材料（2人份）

鷹嘴豆·····················110g
洋蔥·······················1/2 顆
培根·······················1 片
橄欖油·····················1 小匙
A ┃ 西式高湯粉·········1 小匙
　┃ 番茄汁···············150ml
　┃ 水·····················150ml
　┃ 鹽·····················少許
粗粒黑胡椒···············少許

作法

1 洋蔥切成 1cm 塊狀；培根切成 1cm 寬。

2 在鍋中倒入少許橄欖油，以中火拌炒培根和洋蔥。

3 炒到洋蔥變透明後，加入鷹嘴豆和材料A，繼續煮 7 分鐘。

4 盛盤，再撒上粗粒黑胡椒，即可享用。

✎
memo

番茄除了含有高度抗氧化作用的番茄紅素之外，也富含強力燃脂效果的 13-oxo-ODA，可有效改善脂質代謝異常的問題。

POINT

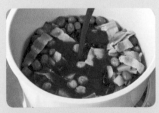

若用罐裝番茄汁，整罐倒入鍋中烹調即可，不僅簡化料理步驟，還能充分攝取番茄的營養素。

\\ 沒胃口的日子，就來碗清爽的冷湯 //

和布蕪蘘荷冷湯

材料（2人份）

和布蕪⋯⋯⋯⋯⋯⋯⋯⋯⋯80g
蘘荷⋯⋯⋯⋯⋯⋯⋯⋯⋯⋯1個
青紫蘇⋯⋯⋯⋯⋯⋯⋯⋯⋯2片
A ｜ 日式高湯粉⋯⋯⋯⋯⋯1小匙
　　熱水⋯⋯⋯⋯⋯⋯⋯⋯50ml
　　味噌⋯⋯⋯⋯⋯⋯⋯⋯1大匙
冷水⋯⋯⋯⋯⋯⋯⋯⋯⋯200ml

作法

1 蘘荷和青紫蘇切成細絲。

2 把材料A倒入容器中充分攪拌，冷卻後再加入冷水。

3 和布蕪放入碗中，再倒入2，最後以1作裝飾，即可享用。

\\ 既清爽、又排毒 //

減醣小番茄冷湯

材料（2人份）

小番茄⋯⋯⋯⋯⋯⋯⋯⋯⋯6個
秋葵⋯⋯⋯⋯⋯⋯⋯⋯⋯⋯4根
A ｜ 西式高湯粉⋯⋯⋯⋯⋯1小匙
　　熱水⋯⋯⋯⋯⋯⋯⋯⋯100ml
　　鹽、胡椒⋯⋯⋯⋯⋯⋯各少許
冷水⋯⋯⋯⋯⋯⋯⋯⋯⋯150ml

作法

1 先燙熟秋葵，以保持色澤，瀝乾取出後再斜切成3等分。

2 材料A倒入碗中，充分攪拌冷卻，再加入冷水。

3 將1和小番茄盛盤，再倒入2，即可享用。

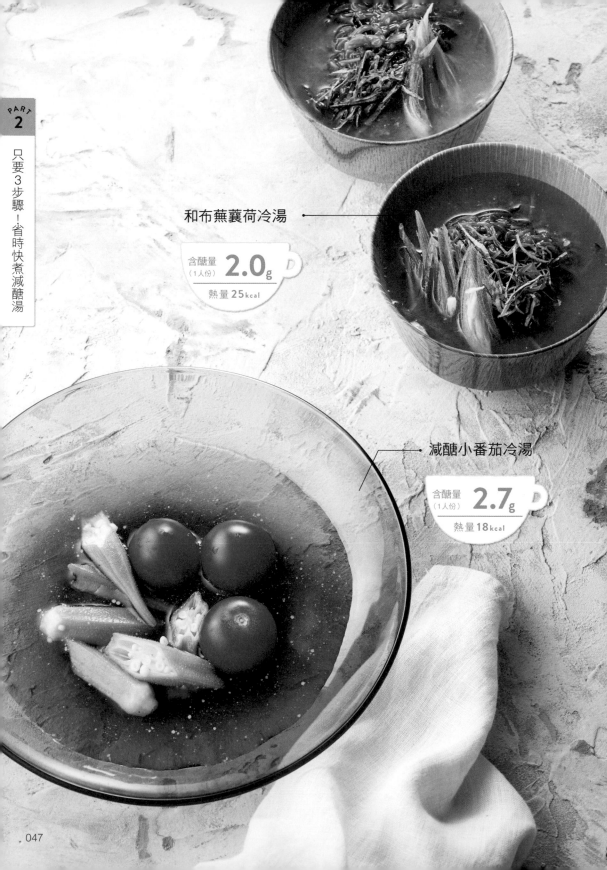

只要3步驟！省時快煮減醣湯

和布蕪蘘荷冷湯

含醣量（1人份） **2.0**g

熱量 25 kcal

減醣小番茄冷湯

含醣量（1人份） **2.7**g

熱量 18 kcal

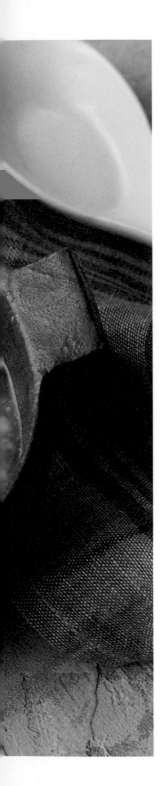

\\ 一碗感受納豆低醣 x 發酵的威力 //

白蘿蔔納豆湯

材料（2人份）

納豆·······················2 盒
白蘿蔔·················150g
細蔥·····················少許
冷凍糯麥塊
·············6 個（約 120g）
A｜日式高湯粉1 小匙
　｜水·················250ml
味噌·····················1 大匙

作法

1　白蘿蔔去皮後磨成泥，細蔥切成蔥花。

2　料材 A、糯麥倒入鍋中以中火熬煮。

3　待糯麥解凍後加入納豆和白蘿蔔泥，煮沸後熄火，將味噌化入湯中。

4　將 3 盛盤，再撒上細蔥，即可享用。

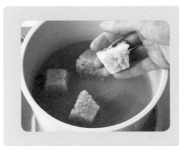

POINT

事先將冷凍糯麥分別凍成塊狀，就能省去汆燙和測量分量的時間。

 醫生小叮嚀

納豆除了蛋白質之外，還富含維生素及礦物質，且含醣量極低，十分推薦做為瘦肚湯的食材。

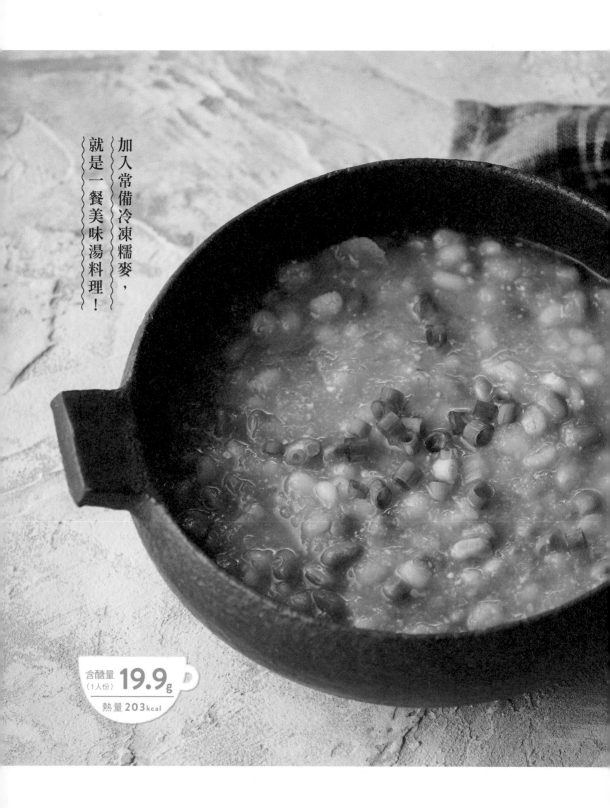

加入常備冷凍糯麥，

就是一餐美味湯料理！

含醣量（1人份）**19.9**g

熱量 **203**kcal

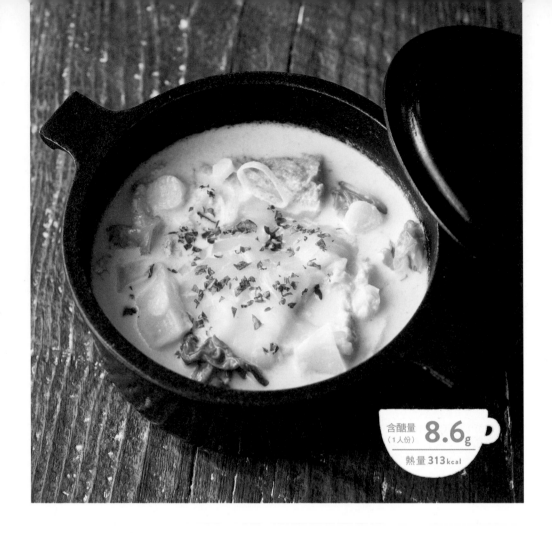

含醣量（1人份）**8.6g**

熱量 **313kcal**

\\ 有點餓的時候，最適合這一碗 //

油豆腐白菜牛奶湯

材料（2人份）

油豆腐厚片⋯⋯⋯⋯⋯⋯1 片
長蔥⋯⋯⋯⋯⋯⋯⋯⋯⋯15cm
白菜⋯⋯⋯⋯⋯⋯⋯⋯⋯100g
A｜西式高湯粉⋯⋯⋯⋯1 小匙
　｜白酒⋯⋯⋯⋯⋯⋯⋯1 大匙
　｜牛奶⋯⋯⋯⋯⋯⋯⋯250ml
鹽、胡椒⋯⋯⋯⋯⋯⋯各少許
天然起司⋯⋯⋯⋯⋯⋯4 大匙
巴西利（切成末）⋯⋯⋯少許

作法

1 油豆腐厚片對半縱切，再切成 1.5cm 寬；長蔥切成薄蔥花；白菜大略切成 1cm 長。

2 材料 A 倒入鍋中煮滾，再加入 1 以中火煮 5 分鐘，接著以鹽、胡椒調味。

3 將 2 盛盤，再撒上天然起司和巴西利，即可享用。

\\ 運用現成食材，立刻就能上桌 //

油豆腐小松菜蛋花湯

材料（2人份）

油豆腐……………………1 片
小松菜……………………1 株
蟹味棒……………………30g
A ｜ 醬油…………………1 小匙
　｜ 日式高湯粉…………1 小匙
　｜ 水………………………300ml
蛋………………………2 個

作法

1 油豆腐縱切對半後再切成 2cm 寬；小松菜大略切成 3cm 長；蟹味棒切成 1cm 寬。

2 材料 A 倒入鍋中煮滾，再加入 1，以中火煮 5 分鐘。

3 以繞圈方式將蛋液倒入 2 中，待蛋煮至個人偏好的軟硬度後盛入容器中，即可享用。

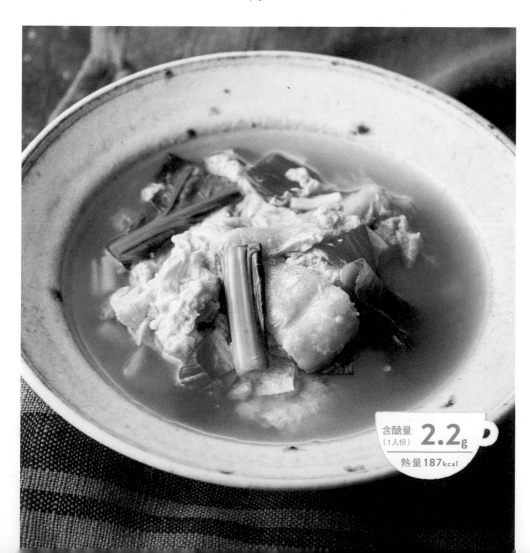

含醣量（1人份）**2.2g**
熱量**187kcal**

Column 2.

不用戒口的低醣點心

用工藤醫師減醣飲食法，一天最多可以吃含醣量10g的點心！但在吃點心的「時間點」上，有一些注意事項。現在就請工藤醫生來教大家，如何放心吃點心，不用怕破功。

工藤醫生推薦大家的低醣點心是？

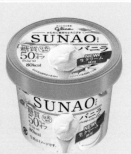

SUNAO 香草冰淇淋

營養成分／1個（120ml）的分量
熱量80kcal、蛋白質3.0g、脂質3.3g、碳水化合物20.8g（醣類9.3g、食物纖維11.5g）、食鹽含量相當於0.1g

※營養成分有時會有所變化，請務必確認包裝上的營養成分。

低醣又美味的減醣冰淇淋

工藤醫生推薦大家品嚐的點心，是由江崎固力果推出的「SUNAO」系列冰淇淋。冰淇淋的原料取自豆漿及玉米的食物纖維，這款講究低卡、低醣的冰淇淋，即使正在進行減醣飲食法的人也能開心享用。低醣卻又濃醇香，讓人吃得好滿足。此外，每一杯冰淇淋的含醣量都在10g以下，可以放心的吃。

想吃點心時，其實最推薦大家的是堅果、優格和水果，其中分別含有蛋白質、優質脂質、維生素及礦物質，不僅解嘴饞，又能補充必須營養素。

Q. 一天含醣量不超過10g的話，吃什麼都行嗎？

A. 只要在10g以下的話，想吃蛋糕或甜包子都可以。只不過，醣類和其他脂質及食物纖維一同攝取的話，血糖才會緩慢上升，因此最好選擇除了醣類之外，還具有其他營養素的點心。

Q. 什麼時候吃點心，效果最好？

A. 最好在下午兩點左右！因為這個時間點，是製造出新脂肪、名為BMAL1的基因運作最差的時候，所以在下午兩點吃點心的話，便不容易形成脂肪。

Q. 三餐減少醣類攝取量的話，就能多吃些點心嗎？

A. 研究顯示，只要一天的醣類攝取量不會增加的話，點心的醣類多吃一些也不容易造成問題。但靠吃點心增加醣類，恐怕會有營養失衡的問題，所以一日當中的醣類，盡可能藉由三餐攝取比較好。

Q. 一天吃兩次點心也沒關係嗎？

A. 只要含醣量在10g以內，一天吃兩次也沒問題。吃點心的目的是為了使血糖起伏不要那麼大，因此，若將一次內含5g醣類的點心分兩次享用，效果會比一次吃完10g含醣量的點心來得更好。

PART

3

會按「啟動」鍵就 OK！

免開火就能享用的
微波減醣湯

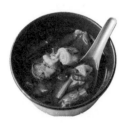 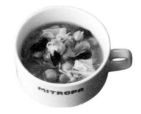 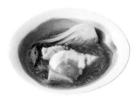

覺得要開火好麻煩、或是想快快煮出一人份的減醣湯時，將配料和
調味料倒入杯中，用微波爐加熱就能完成的微波減醣湯食譜，只要
會按「啟動」，就能輕鬆完成！

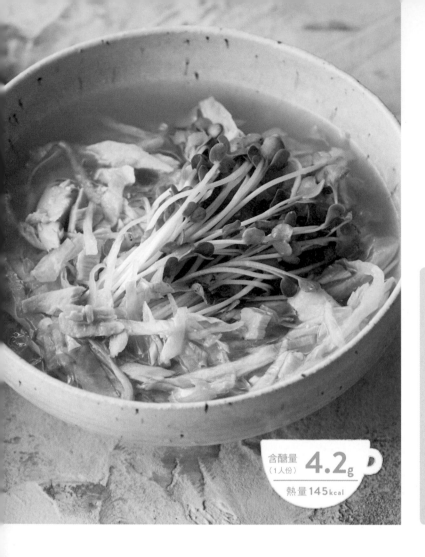

含醣量（1人份）**4.2**g
熱量 145kcal

memo

鮪魚內含豐富 DHA 及 EPA，有清血效用，同時也可預防失智症。連同罐頭湯汁一起加進湯中，不但能攝取到完整營養素，也能讓湯頭更鮮甜。

\\ 豐富的 DHA、EPA，健康、美麗都加分 //

鮪魚萵苣營養湯

材料（2人份）

鮪魚罐頭（油漬）………40g
萵苣………………………100g
蘿蔔嬰…………………1/2 包
A │ 日式高湯粉…1/2 小匙
　│ 水………………120ml
味噌………………1/2 大匙

作法

1 蘿蔔嬰切除根部後對半切，萵苣切絲。

2 將材料 A、鮪魚和萵苣放入耐熱容器中，以 600W 微波爐加熱 2 分鐘。

3 將味噌化入 **2** 中，最後以蘿蔔嬰作裝飾，即可享用。

\\ 牛磺酸有助預防生活習慣病 //
干貝萵苣牛奶湯

材料（2人份）

干貝	2 個
萵苣	30g
西洋芹	3cm
A　日式高湯粉	2 小匙
牛奶	100ml
水	50ml
鹽、胡椒	各少許
天然起司	4 大匙
巴西利（切成末）	少許

作法

1 萵苣用手撕成小片，西洋芹切成薄塊。

2 材料 A 放入耐熱容器，充分攪拌後，加入干貝、1和天然起司，再以 600W 微波爐加熱 2 分鐘。

3 最後將巴西利撒在 2 上，即可享用。

醫生小叮嚀

干貝內含的牛磺酸，具有促進代謝的功能，有助於預防生活習慣病。

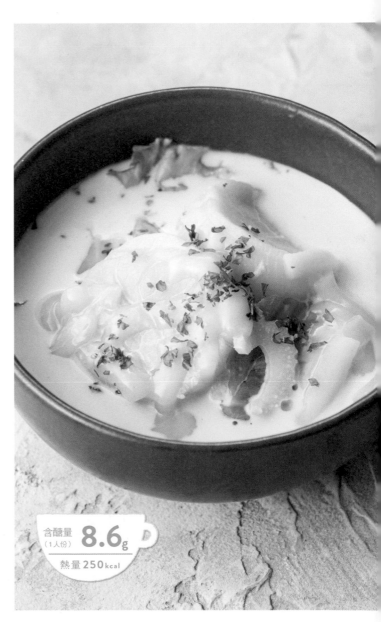

含醣量（1人份）**8.6g**
熱量 **250kcal**

\\ 煙燻風味正是這道料理的美味關鍵！//

燻雞胸肉白菜豆漿湯

材料（2人份）

即食雞胸肉（煙燻）·················50g
白菜·····························40g
糯麥塊························3 個（60g）
A │ 雞高湯粉······················1/2 小匙
  │ 醬油··························1 小匙
  │ 豆漿·························100ml
  │ 水···························50ml
胡椒···························少許

作法

1 即食雞胸肉切成 2cm 塊狀；白菜切成 3cm 長。

2 把 **1**、糯麥和材料 A 加入耐熱容器中，以 600W 微波爐加熱 4 分鐘。

3 最後將胡椒撒在 **2** 上，即可享用。

\\ 越式輕爽的酸味，讓人精神一振 //

越式串燒豬水菜湯

材料（2人份）

串燒豬肉·······················1 串
紅甜椒·························1/8 個
水菜···························30g
寒天藻絲·························1g
A │ 雞高湯粉······················1/2 小匙
  │ 魚露··························1/2 小匙
  │ 水··························150ml
萊姆（切片）·····················1 片
香菜···························適量

作法

1 串燒豬肉由串籤上取下；紅甜椒去籽後切絲；水菜切成 3cm 長。

2 把材料 A 和 **1** 加入耐熱容器中，以 600W 微波爐加熱 2 分鐘。

3 寒天藻絲倒入 **2** 中攪拌，再以香菜、萊姆作裝飾，即可享用。

燻雞胸肉白菜豆漿湯

含醣量 **18.4**g
（1人份）

熱量 187kcal

越式串燒豬水菜湯

含醣量 **2.8**g
（1人份）

熱量 179kcal

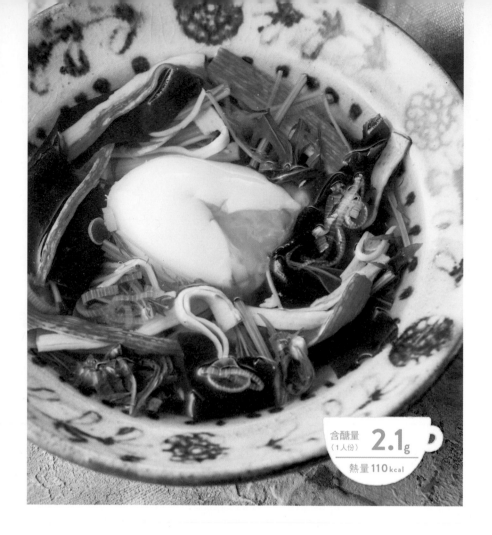

含醣量（1人份）**2.1**g
熱量 110kcal

\\ 水菜含有豐富礦物質 //

蟹味溫泉蛋海帶芽湯

材料（2人份）

海帶芽（乾燥）⋯⋯⋯⋯1g
蟹味棒⋯⋯⋯⋯⋯⋯⋯20g
長蔥⋯⋯⋯⋯⋯⋯⋯⋯5cm
水菜⋯⋯⋯⋯⋯⋯⋯⋯30g
A｜醬油⋯⋯⋯⋯⋯1 小匙
　｜日式高湯粉⋯1/2 小匙
　｜水⋯⋯⋯⋯⋯⋯150ml
溫泉蛋⋯⋯⋯⋯⋯⋯⋯1 個

作法

1 蟹味棒撕散；長蔥切成細蔥花；水菜切成 3cm 長；海帶芽用水（分量外）泡發。

2 把材料 A 和 **1**（除海帶芽之外）放入耐熱容器中，以 600W 微波爐加熱 3 分鐘。

3 將海帶芽加入 **2** 中，再擺上溫泉蛋，即可享用。

\\ 特別累的那一天，就喝這道湯恢復體力 //

竹輪韭菜湯

材料（2人份）

竹輪……………小的 1 根
韭菜……………1/8 把
A｜雞高湯粉……1/2 小匙
　｜醬油…………1 小匙
　｜水……………150ml
麻油……………1/2 小匙

作法

1 竹輪斜切成 1cm 寬；韭菜切成 2cm 長。

2 把材料 A 和 **1** 放入耐熱容器中，以 600W 微波爐加熱 2 分鐘。

3 將麻油加入 **2**、充分拌勻，即可享用。

✎

memo

韭菜內含的香氣成分是大蒜素，其具有滋養強壯身體和消除疲勞的功效；此外，更內含許多可維持眼睛及皮膚黏膜健康的β-胡蘿蔔素。

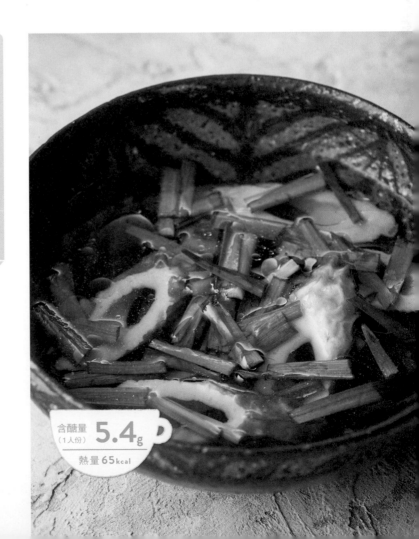

含醣量
（1人份）
5.4g

熱量 65kcal

蔥段烤雞小松菜湯

材料（2人份）

烤雞（含蔥段）·········1 串
小松菜·················50g
A ｜ 雞高湯粉·····1/2 小匙
　｜ 醬油···········1 小匙
　｜ 水··············150ml
麻油·················1/2 小匙
枸杞（用水泡發）·······適量

作法

1　烤雞由串籤上取下；小松菜切除根部，再切成
　2cm 長。

2　把材料 A 和 1 放入耐熱容器中，以 600W 微波
　爐加熱 3 分鐘。

3　將麻油倒入作法 2 中攪拌，再撒上枸杞，即可享
　用。

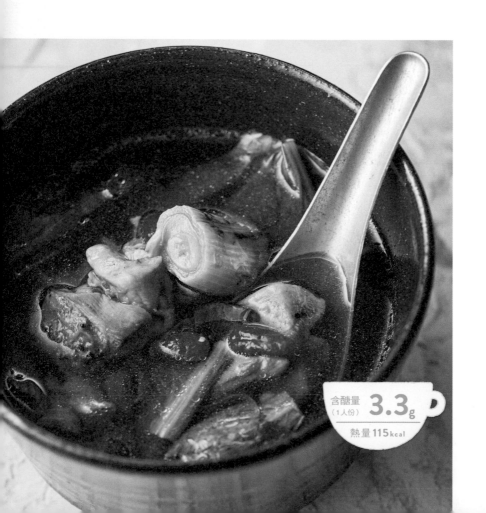

含醣量（1人份）**3.3g**
熱量115kcal

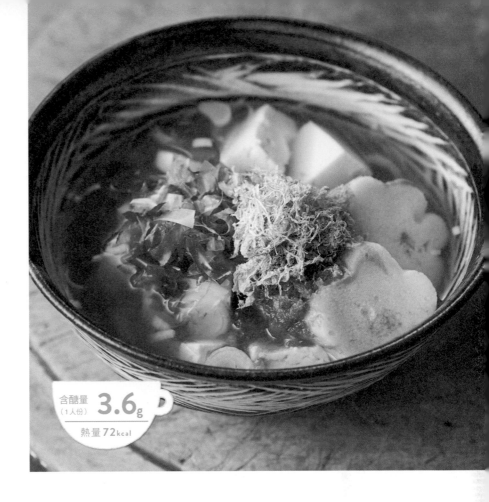

含醣量（1人份）**3.6g**

熱量 **72**kcal

\\ 暖心又療癒的風味 //

豆腐薯蕷昆布湯

材料（2人份）

豆腐⋯⋯⋯⋯⋯⋯⋯100g
長蔥⋯⋯⋯⋯⋯⋯⋯5cm
薯蕷昆布⋯⋯⋯⋯⋯2g
柴魚片⋯⋯⋯⋯⋯⋯1g
花麩⋯⋯⋯⋯⋯⋯⋯適量
A｜水⋯⋯⋯⋯⋯⋯150ml
　｜醬油⋯⋯⋯⋯⋯1 小匙

作法

1 豆腐切成 1cm 塊狀；長蔥切成細蔥花。

2 把材料 A 和 **1** 放入耐熱容器中，以 600W 微波爐加熱 3 分鐘。

3 將薯蕷昆布和柴魚片、花麩加入 **2** 中，即可享用。

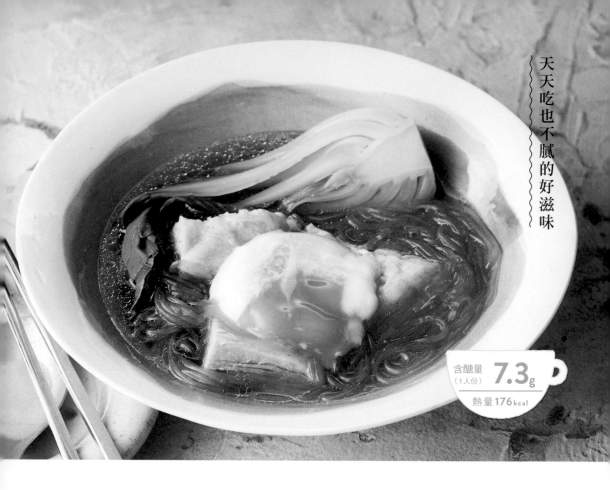

天天吃也不膩的好滋味

含醣量（1人份）**7.3**g

熱量 **176** kcal

\\ 用現成的熟食，5 分鐘就完成 //

雞肉青菜冬粉湯

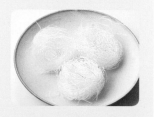

POINT

冬粉含醣量高，不可以吃太多。購買時可以選擇像照片這樣小份量包裝的備用，就可以避免吃太多。

材料（2人份）

即食雞胸肉
...............1/2 個（50g）
青江菜..............1/2 株
冬粉..................6g
A 雞高湯粉....1/2 小匙
　 醬油.............1 小匙
　 麻油.............1 小匙
　 水..............150ml
鹽、胡椒...........各少許
溫泉蛋..............1 個

作法

1 即食雞胸肉先切成
　3 等分。

2 把材料 A、1、青江
　菜和冬粉放入耐熱
　容器中，以 600W
　微波爐加熱 3 分鐘。

3 以鹽、胡椒調味，再
　擺上溫泉蛋，即可
　享用。

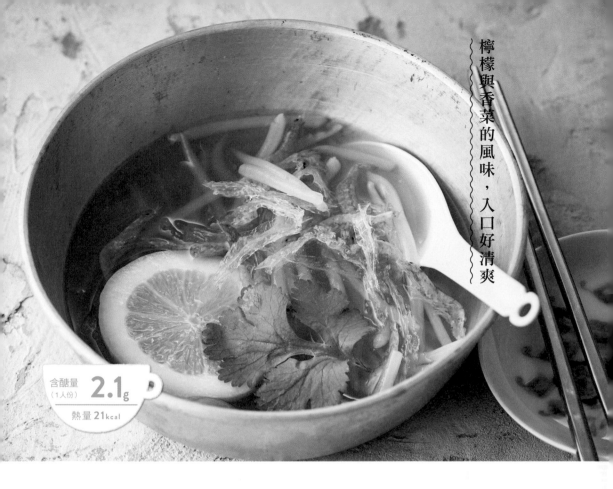

檸檬與香菜的風味，入口好清爽

含醣量（1人份） **2.1g**

熱量 21kcal

\\ 加入寒天藻絲，增加飽足感 //

寒天魚露豆芽湯

材料（2人份）

豆芽菜⋯⋯⋯⋯⋯⋯40g
寒天藻絲⋯⋯⋯⋯⋯⋯1g
櫻花蝦⋯⋯⋯⋯⋯⋯1g
A｜雞高湯粉⋯⋯1/2 小匙
　｜魚露⋯⋯⋯⋯1/2 小匙
　｜水⋯⋯⋯⋯⋯150ml
鹽、胡椒⋯⋯⋯⋯各少許
檸檬（切片）⋯⋯⋯⋯1 片
香菜⋯⋯⋯⋯⋯⋯⋯適量

作法

1 豆芽菜和材料 A 放入耐熱容器中，以 600W 微波爐加熱 3 分鐘。

2 把寒天藻絲和櫻花蝦加入 1 中攪拌，再以鹽、胡椒調味。

3 最後，把檸檬和香菜加入 2 中，即可享用。

POINT

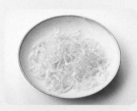

寒天藻絲完全零熱量，最適合作為增量食材。吸飽水分就會膨脹開來，飽足感十足。

\\ 用膳食纖維幫腸道大掃除！//

牛肉菇菇湯

材料（2 人份）

鴻喜菇……………………30g
香菇…………………………2 朵
A｜西式高湯粉 1/2 小匙
｜水………………150ml
｜鹽、胡椒……各少許
牛肉罐頭…1/2 罐（40g）
巴西利（切成末）……少許

作法

1 鴻喜菇切除根部後用手撕成小朵，香菇切除菇柄後，切成 4 等分。

2 把材料 A、攪散的牛肉和 **1** 放入耐熱容器中，以 600W 微波爐加熱 3 分鐘。

3 將巴西利撒在 **2** 上，即可享用。

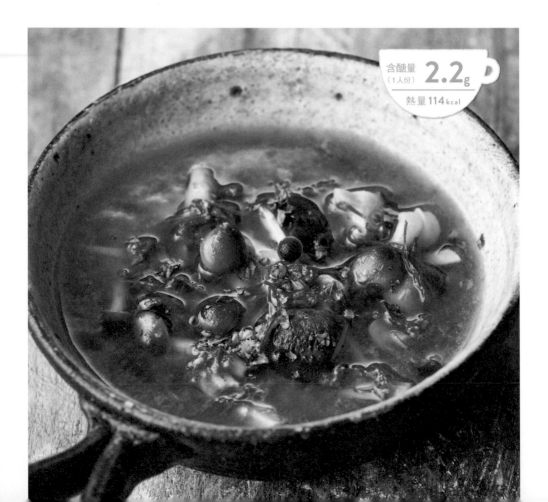

含醣量
（1人份）
2.2g
熱量 114kcal

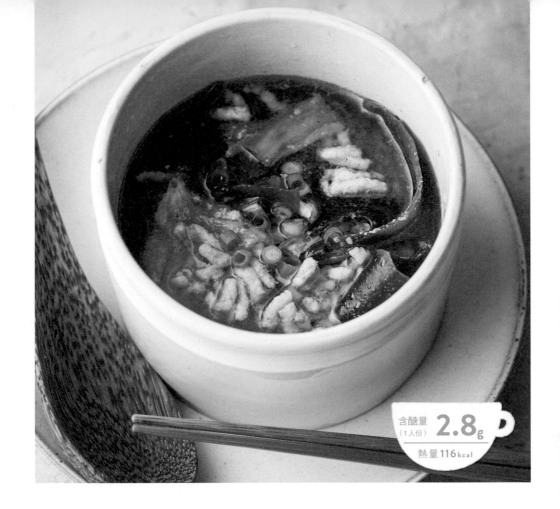

含醣量（1人份）**2.8**g
熱量 116 kcal

\\ 發酵食材幫你馬上恢復元氣！ //

辣味雞絞肉泡菜湯

材料（2人份）

泡菜⋯⋯⋯⋯⋯⋯⋯⋯30g
海帶芽（乾燥）⋯⋯⋯⋯1g
A｜雞高湯粉⋯⋯1/2 小匙
　｜醬油⋯⋯⋯⋯⋯1 小匙
　｜水⋯⋯⋯⋯⋯⋯150ml
雞絞肉⋯⋯⋯⋯⋯⋯⋯40g
麻油⋯⋯⋯⋯⋯⋯⋯1/2 小匙
細蔥⋯⋯⋯⋯⋯⋯⋯⋯適量

作法

1　泡菜切成 3cm 長；海帶芽用水（分量外）泡發。

2　把材料 A、攪散的絞肉和切好的泡菜放入耐熱容器中，以 600W 微波爐加熱 3 分鐘。

3　將 1 的海帶芽加入 2 中攪拌後，以畫圈方式淋上麻油，最後撒上切成蔥花的細蔥，即可享用。

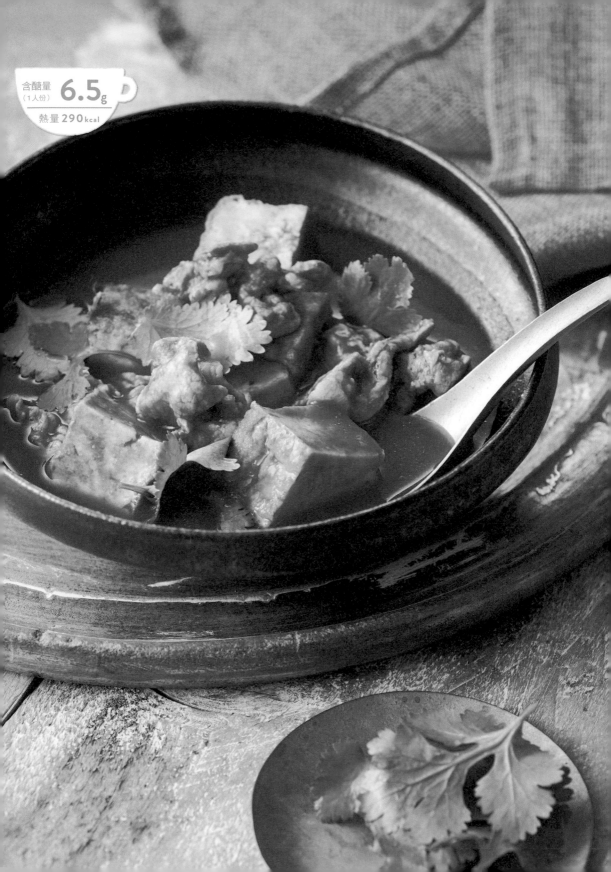

\\ 女生最愛的一道，營養滿分 //

油豆腐豬肉番茄湯

材料（2人份）

油豆腐厚片……………………………1/2 片
豬肉片…………………………………50g
A│雞高湯粉……………………………1/2 小匙
　│魚露…………………………………1/2 小匙
　│番茄汁………………………………150ml
　│鹽、胡椒……………………………各少許
香菜……………………………………適量

作法

1 油豆腐厚片切成 1.5cm 塊狀。

2 把攪散的豬肉、材料 A 和 **1** 放入耐熱容器中攪拌均勻，以 600W 微波爐加熱 3 分鐘。

3 將香菜裝飾在 **1** 上，即可享用。

POINT

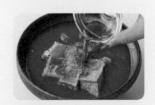

番茄的酸味能消除魚露的腥味，使味道更好。如果沒有魚露，使用檸檬也能達到相同的效果。

\\ 善用抗性澱粉，改善腸道功能 //

鷹嘴豆高麗菜培根湯

材料（2人份）

高麗菜	30g
洋蔥	1/8 個
培根	1/2 片
鷹嘴豆	50g
A 西式高湯粉	1 小匙
水	150ml
鹽、胡椒	各少許
起司粉	1 大匙
平葉芫荽	適量

作法

1 高麗菜切絲，洋蔥切片，培根切成 1cm 寬。

2 把鷹嘴豆、材料 A 和 **1** 放入耐熱容器中，以 600W 微波爐加熱 3 分鐘。

3 將起司粉撒在 **2** 上，再以平葉芫荽作裝飾，即可享用。

POINT

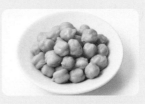

鷹嘴豆富含鈣質、礦物質、維生素及食物纖維，都是減肥時很容易缺乏的營養素；因此鷹嘴豆近年來十分受到減重族的青睞。鷹嘴豆沒有特殊氣味，易於融入各式各樣的料理中，可以多加利用。

memo

豆類加熱再冷卻後，抗性澱粉（resistant starch）的含量就會增加。可有效改善便祕，還能減緩血糖上升的速度。

鬆軟美味的鷹嘴豆

加在湯裡超好吃

含醣量 **11.0**g
（1人份）

熱量 **240**kcal

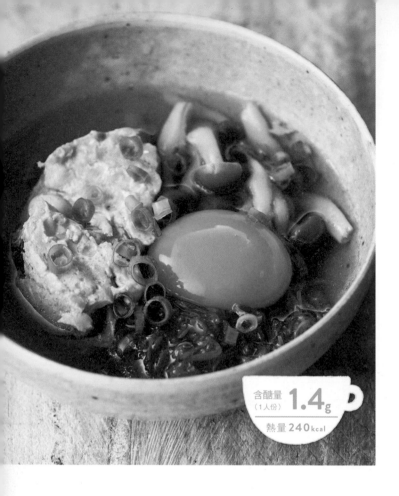

含醣量（1人份）**1.4**g

熱量 **240**kcal

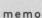

memo

鮭魚的紅色色素成分是蝦青素，抗氧化作用是維生素C的約6000倍之多！能保護肌膚免受紫外線的傷害，並有助預防老化。

\\ 預防黑斑和皺紋的超強美容湯 //

鮭魚和布蕪菇菇湯

材料（2人份）

鴻喜菇······125g
鮭魚罐頭······1/2 罐（90g）
A｜酒······1/2 大匙
　｜醬油······1/2 小匙
　｜日式高湯粉······1/4 小匙
　｜水······130ml
和布蕪······1 包（40g）
細蔥（切成蔥花）······5cm 長的分量
蛋黃······1 個

作法

1 鴻喜菇切除根部後，用手撕成小塊。

2 把材料 A、**1** 和鮭魚放入耐熱容器中，以 600W 微波爐加熱 3 分鐘。

3 將和布蕪倒入 **2**，擺上蛋黃、再撒上細蔥，即可享用。

\\ 有效改善黑斑、皺紋和黯沉 //

萵苣梅干魩仔魚湯

材料（2人份）

萵苣		50g
青紫蘇		2 片
A	日式高湯粉	1/2 小匙
	水	150ml
	醬油	1/2 小匙
魩仔魚		2 大匙
梅干		1 個

作法

1 萵苣用手撕成小片；青紫蘇切成絲。
2 材料A和萵苣放入耐熱容器中，以600W 微波爐加熱 3 分鐘。
3 將魩仔魚、梅干和青紫蘇加入 2 中，即可享用。

memo

梅干中的檸檬酸能促進新陳代謝，排出體內的老廢物質，有助於調整肌膚狀況，預防老化。

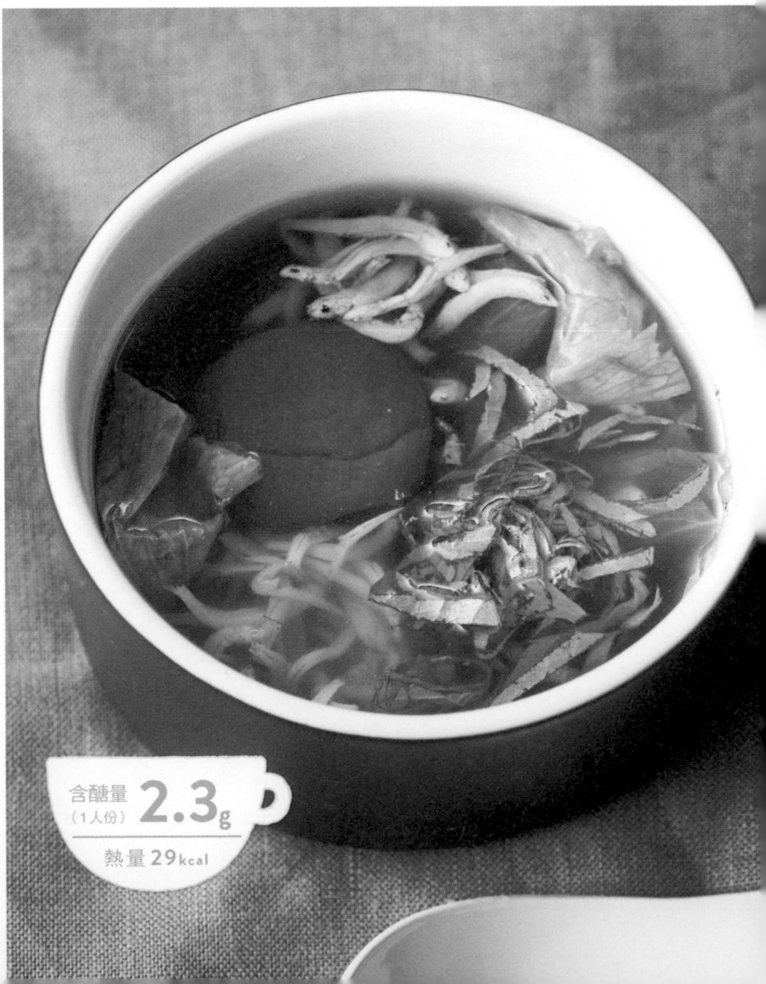

含醣量（1人份）2.3g
熱量 29kcal

Column 3. 〉 減醣飲食中，喝酒時要注意！

若使用控制熱量的方法減肥，「酒」是最可怕的敵人；
與此相對，使用減醣飲食法的人，不需要禁酒也沒關係。
只要懂得調整，將一天的醣類攝取量控制在100g以下，愛喝的酒還是能安心飲用。

不用擔心，這些可以喝！

威士忌
（100ml）
含醣量 0.0g

燒酎
（100ml）
含醣量 0.0g

琴酒
（100ml）
含醣量 0.1g

蒸餾酒的含醣量幾乎為0，
小心選擇稀釋飲品就能放心小酌

　　舉凡威士忌、燒酎和琴酒這些屬於蒸餾酒的酒種，含醣量幾乎為0，因此在減醣期間也可以喝。不過，如果是用這些蒸餾酒調和的調酒，因為會加入果汁和砂糖等材料，含醣量就會增加，得要特別注意喔！建議在喝的時候可以單純加水或無糖的氣泡水稀釋，或者直接喝就好。

同一餐的含醣飲食要減少

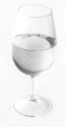

白酒
（100ml）
醣類 2.0g

清酒
（100ml）
醣類 3.6g

啤酒
（100ml）
醣類 3.1g

同一餐或同一天的飲食中，
減少含醣食物

　　清酒、啤酒以及白酒，這些叫做「釀造酒」，含醣量較多，要特別留意。不過，工藤醫師的本意，是希望大家用比較寬鬆的減醣飲食法，只要注意喝了酒後，不會超過一天的醣類總攝取量，喝一點也OK。

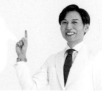

擔心啤酒的含醣量太多時，也可以選擇0醣啤酒喔！

PART 4

兩種常備湯底，搭出多種美味！

常備減醣湯，
維持低醣飲食不復胖

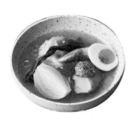
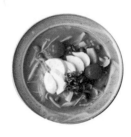
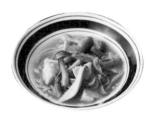

這一章要教大家做兩種基本的常備減醣湯底：蔬菜昆布湯底和蕈菇湯。
利用兩種基本湯底，變花出多道瘦肚湯食譜，只要事先煮好這兩種基本
湯底，冰起來保存，稍微變化調味及配料，就能享受日式、西式、中式
各種湯品，吃不膩的減醣湯料理，幫你維持瘦肚減重飲食，絕對不復胖！

蔬菜昆布湯底

加入了許多大塊蔬菜的燉煮湯底，只須用昆布高湯簡單熬煮之後，就能變化出日式、西式、中式等各種風味。

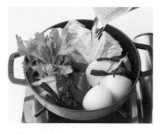

4 加水

加水直到淹過蔬菜為止。

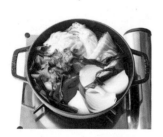

5 燉煮 15 分鐘

將 4 煮滾，再轉小火煮約 15 分鐘，直到蔬菜變軟為止即完成。

POINT

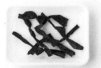

昆布高湯與日式、西式、中式的每一種味道，皆十分對味，還能使風味的深度更加提升。使用市售的打結昆布，除了用來燉煮高湯之外，亦能直接食用，一舉兩得。

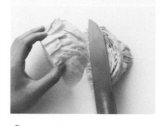

1 高麗菜切成大塊

保留高麗菜的菜芯，直接切成 8 等分。

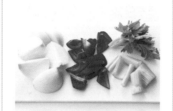

2 將其他蔬菜切塊

洋蔥切成 6 塊；紅甜椒去籽後隨意切成大塊；西洋芹切成 5cm 長。

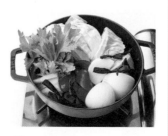

3 將蔬菜鋪平於鍋中

將 2 的蔬菜鋪平於鍋中，再加入打結昆布。

材料（6人份）

高麗菜	3/4 顆
洋蔥	1 又 1/2 個
紅甜椒	1 個
西洋芹	20cm×2
打結昆布	4 個
水	適量

熬煮時的注意事項

☑ 高麗菜和洋蔥須保留芯部，再切成大塊。

☑ 調味只用昆布高湯。

☑ 水的分量應視蔬菜的含水量作調整。

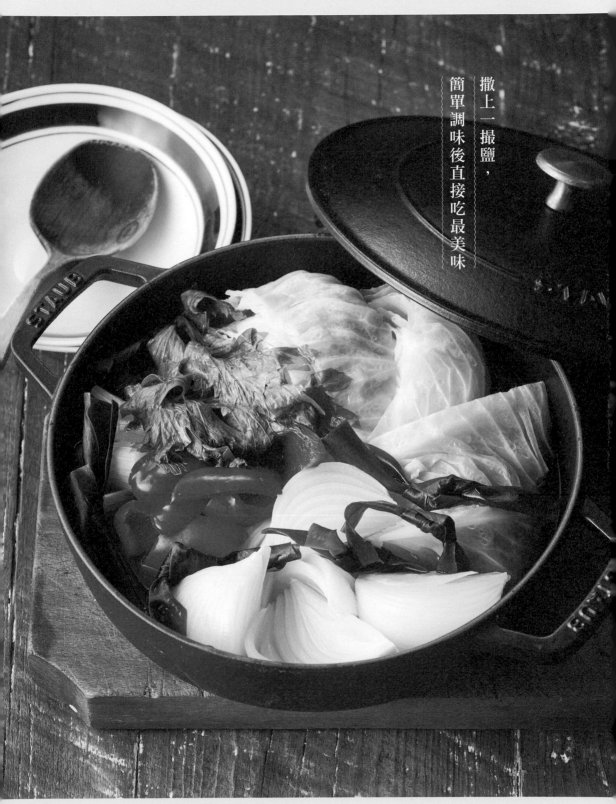

撒上一撮鹽，
簡單調味後直接吃最美味

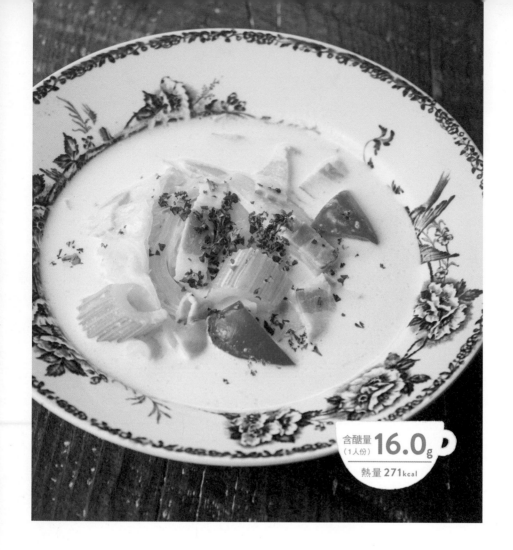

含醣量（1人份）**16.0**g

熱量 **271**kcal

\\ 鈣質含量豐富 //

培根奶油蔬菜湯

材料（2人份）

培根·······················1 片
蔬菜昆布湯···········2 人份
A｜西式高湯粉···1 小匙
　｜牛奶···············200ml
鮮奶油·················50ml
鹽、胡椒···········各少許
巴西利（切成末）······少許

作法

1 培根切成 1cm 寬。

2 將蔬菜昆布湯倒入鍋中，再加入材料 A 和 1
後，以中火熬煮。

3 待2沸騰後，加入鮮奶油，並以鹽、胡椒調味。

4 盛盤，再撒上巴西利，即可享用。

\\ 使用番茄罐頭，簡單煮出義大利風 //

義式番茄蔬菜湯

材料（2人份）

德式香腸·················4 根
蕪菁·······················1 個
蕪菁葉·····················適量
蔬菜昆布湯···········2 人份
A｜水煮番茄········200g
｜西式高湯粉·····1 小匙
鹽、胡椒···············各少許
起司粉·····················適量

作法

1 德式香腸斜斜地劃出 4～5 處刀痕；蕪菁去皮後劃出十字刀痕，再切成 4 等分。

2 燙熟蕪菁以保持色澤，並切成 4cm 長。

3 蔬菜昆布湯倒入鍋中，加入 1 和材料 A 後以中火煮 7 分鐘，再以鹽、胡椒調味。

4 盛盤，再以 2 的蕪菁葉作裝飾，並撒上起司粉，即可享用。

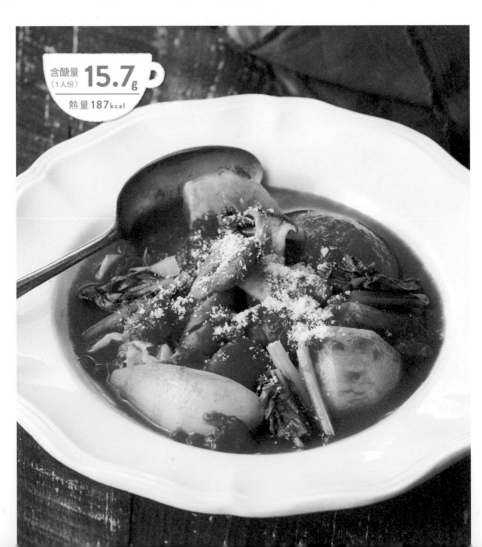

含醣量 **15.7g**
（1人份）
熱量 **187kcal**

蔥花奶油味噌湯

\\ 帶點高級感的和風湯品 //

材料（2人份）

雞里肌	2 條
A｜日式高湯粉	1 小匙
｜水	250ml
蔬菜昆布湯	2 人份
蔬菜昆布湯的打結昆布	2 個
奶油	10g
味噌	1 大匙
細蔥（切成蔥花）	8cm 長的分量

作法

1. 材料 A 倒入鍋以中火煮滾，加入雞里肌煮熟後，再用料理剪刀剪成適口大小。

2. 蔬菜昆布湯和打結昆布加入1，以中火熬煮，沸騰後再煮 5 分鐘、熄火，並將味噌化入湯中。

3. 盛盤，擺上奶油並撒上細蔥，即可享用。

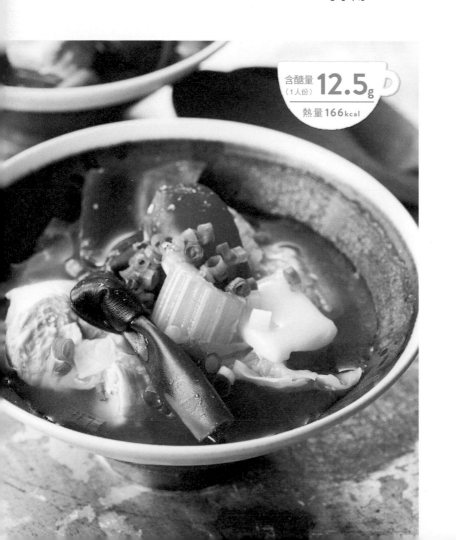

含醣量（1人份）**12.5**g

熱量**166**kcal

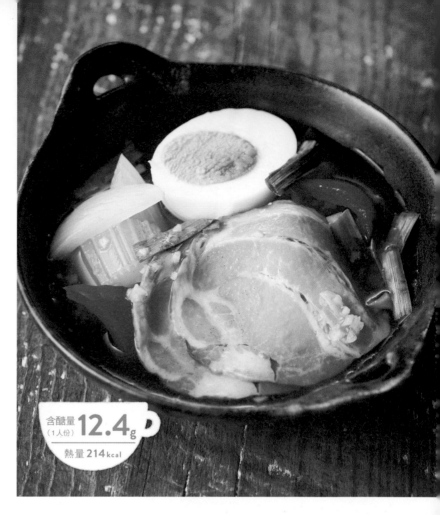

含醣量 (1人份) **12.4**g

熱量 **214**kcal

\\ 韭菜和叉燒肉，是恢復元氣的好材料 //

叉燒肉韭菜湯

材料（2人份）

韭菜····················1/8 把
蔬菜昆布湯·············2 人份
A　雞高湯粉·············1 小匙
　　水·····················250ml
　　生薑（切成末）······1 小塊的分量
　　醬油···················2 小匙
麻油·······················2 小匙
鹽、胡椒···············各少許
叉燒肉（市售）··········4 片
水煮蛋·····················1 個

作法

1 韭菜切成 3cm 長。

2 蔬菜昆布湯倒入鍋中，再用料理剪刀將蔬菜剪成適口大小。

3 材料 A 加入 2，以中火加熱，沸騰後再煮 5 分鐘，加入韭菜。接著以畫圈方式淋上麻油，並以鹽、胡椒調味。

4 盛盤，再擺上叉燒肉、切半的水煮蛋，即可享用。

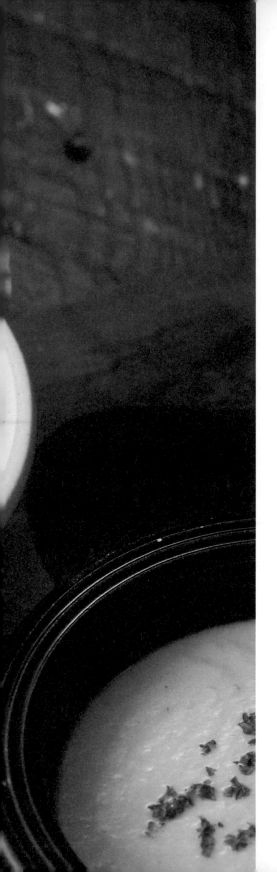

\\ 濃縮了蔬菜的美味 //

蔬菜奶油濃湯

材料（2人份）

蔬菜昆布湯……………………………………2 人份
A｜西式高湯粉……………………………1 小匙
　｜牛奶……………………………………200ml
奶油……………………………………………10g
鹽、胡椒………………………………………各少許
巴西利（切成末）……………………………少許

作法

1　把蔬菜昆布湯和材料 A 倒入調理機
　　中攪打。

2　將 1 和奶油倒入鍋中，以中火熬煮；
　　沸騰後用鹽、胡椒調味。

3　盛盤，再撒上巴西利，即可享用。

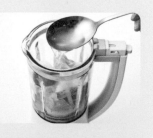

POINT

將配料連同湯汁倒進調理
機攪打一下，馬上就可以
完成。昆布高湯加上西式
高湯粉的鮮味，以及牛
奶、奶油的濃醇風味，實
在絕配。

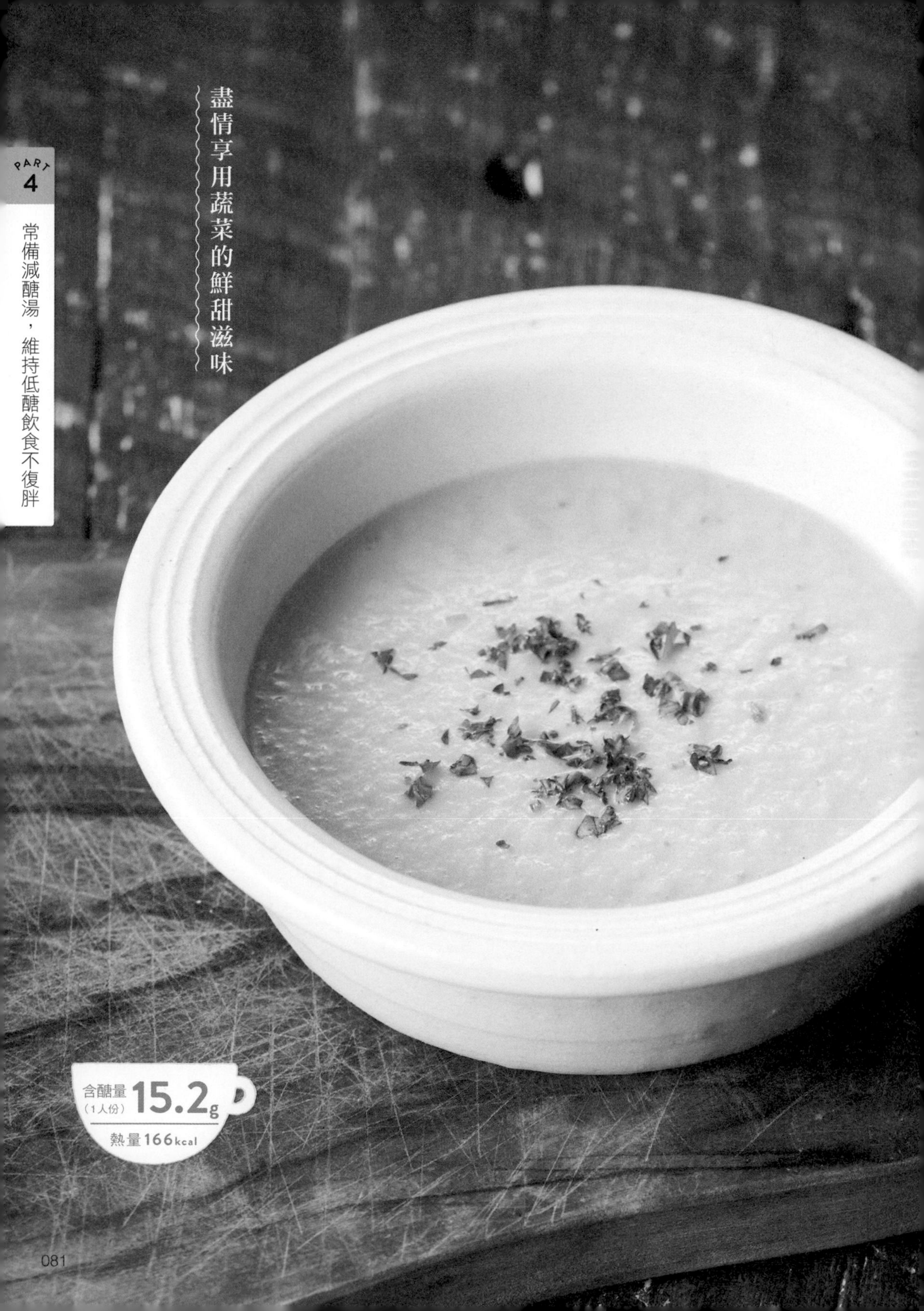

常備減醣湯，維持低醣飲食不復胖

盡情享用蔬菜的鮮甜滋味

含醣量 **15.2**g
（1人份）

熱量 **166**kcal

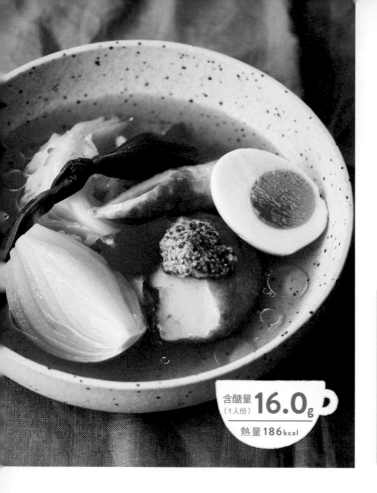

含醣量（1人份）**16.0**g

熱量186kcal

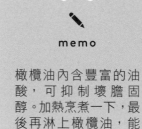

memo

橄欖油內含豐富的油酸，可抑制壞膽固醇。加熱烹煮一下，最後再淋上橄欖油，能突顯出更多香氣。

\\ 用油酸擊退壞膽固醇 //

風味關東煮

材料（2人份）

甜不辣	1 片
竹輪	小的 1 根
蔬菜昆布湯	2 人份
蔬菜昆布湯的打結昆布	2 個
A ｜ 日式高湯粉	1 小匙
｜ 水	250ml
｜ 醬油	2 小匙
水煮蛋	1 個
芥末籽醬	適量
橄欖油	2 小匙

作法

1 把甜不辣和竹輪斜切成兩塊。

2 蔬菜昆布湯、打結昆布、1 和材料 A 倒入鍋中，以中火熬煮，沸騰後續煮 5 分鐘。

3 盛盤，擺上切半的水煮蛋，並搭配上芥末籽醬，最後以畫圈方式淋上橄欖油，即可享用。

\\ 徹底燃燒體脂肪 //
韓式減醣湯

材料（2人份）

韭菜·····························1/8 把
蔬菜昆布湯·····················2 人份
A ｜ 雞高湯粉·····················1 小匙
　 ｜ 水·····························250ml
　 ｜ 生薑（切成末）·······1 小塊的分量
　 ｜ 蒜頭（切成末）·······1 小塊的分量
　 ｜ 醬油·························2 小匙
泡菜·····························60g
芝麻（白）·····················少許

作法

1 韭菜切成 3cm 長。

2 蔬菜昆布湯和材料 A 倒入鍋中。以中火加熱，沸騰後續煮 5 分鐘，再加入 1。

3 盛盤，再擺上泡菜並撒上芝麻，即可享用。

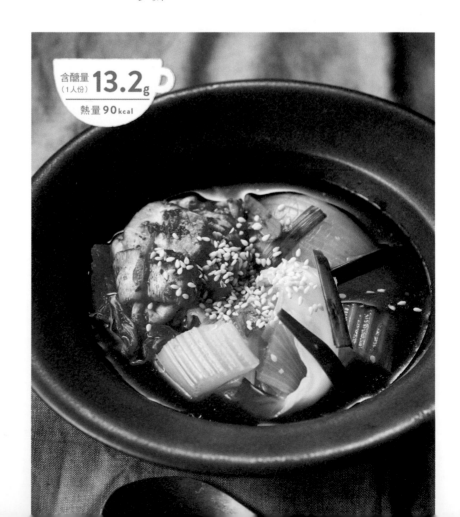

含醣量（1人份）**13.2**g
熱量 90kcal

昆布菇菇湯底

減醣飲食的最佳盟友，就是低熱量卻滿分營養、用蕈菇類熬成的湯底。這款湯底，不僅有豐富的膳食纖維，有助整頓腸道環境；充足的維生素和礦物質，還有驚人的美肌效果喔！

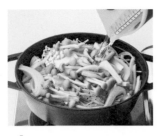

4 配料和水倒入鍋中

將 1、2、3 和昆布，一起加入鍋中，加水直到淹過食材為止。

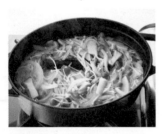

5 煮 5 分鐘

以中火加熱至沸騰後，續煮 5 分鐘左右即完成。

POINT

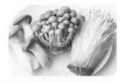

加入兩種以上的菇類，能讓各種鮮甜成分交織在一起，煮出來的湯頭才會美味；要用哪幾種菇類，可以隨自己的喜好，例如洋菇及香菇都不錯。

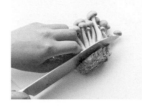

1 切鴻喜菇和金針菇

鴻喜菇切除根部後，用手撕開成小朵；金針菇切除根部後，再對切成一半長。

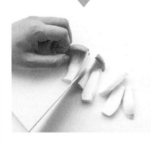

2 切杏鮑菇

杏鮑菇對半縱切後，再切成一半長度，然後再縱向切成 5mm 寬。

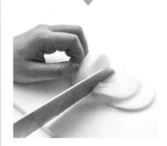

3 切洋蔥

洋蔥切成 5mm 厚的扇形。

材料（6人份）

洋蔥	2 個
鴻喜菇	200g
金針菇	200g
杏鮑菇	2 根
昆布	5cm
水	適量

熬煮時的注意事項

☑ 加入數種菇類。

☑ 添加昆布以增添鮮甜味。

☑ 避免煮太久，才能保留菇類的口感。

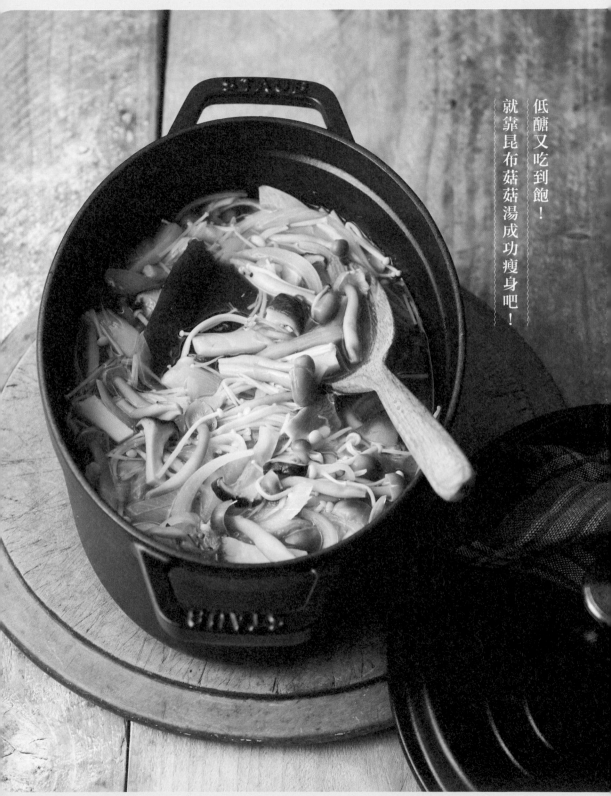

低醣又吃到飽！
就靠昆布菇菇湯成功瘦身吧！

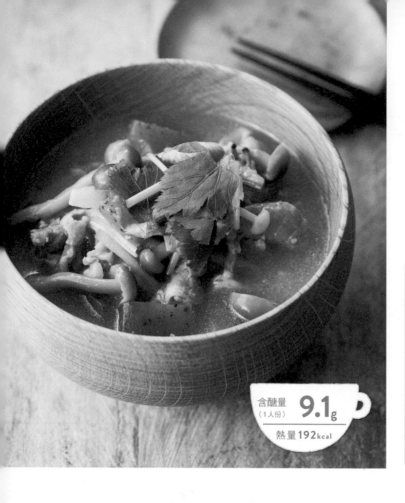

含醣量（1人份） **9.1**g

熱量 **192**kcal

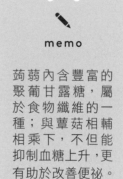

memo

蒟蒻內含豐富的聚葡甘露糖，屬於食物纖維的一種；與蕈菇相輔相乘下，不但能抑制血糖上升，更有助於改善便祕。

\\ 用蒟蒻和菇幫腸道大掃除 //

豬肉菇菇排毒湯

材料（2人份）

豬肉片	100g
蒟蒻（已去除澀味）	1/2 片
麻油	1 小匙
昆布菇菇湯底	2 人份
A ┃ 日式高湯粉	1 小匙
┃ 水	250ml
味噌	1 大匙
鴨兒芹	適量

作法

1 蒟蒻縱切對半，再切成 5mm 寬。

2 在鍋內倒入少許麻油，以中火拌炒豬肉，待變色後倒入材料 A 和 1，煮滾後再倒入昆布菇菇湯底。待再次沸騰後熄火，將味噌化入湯中。

3 盛盤，再以鴨兒芹作裝飾，即可享用。

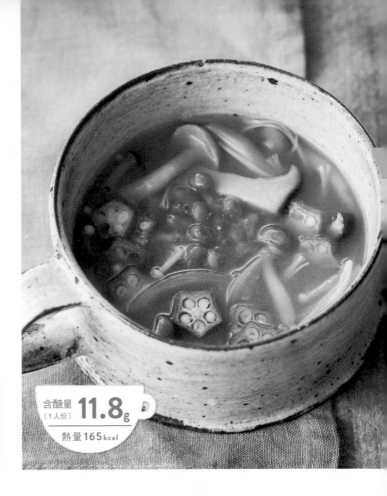

含醣量 **11.8**g
（1人份）

熱量 **165** kcal

醫生小叮嚀

秋葵的黏液成分，對於改善、預防便祕，以及預防大腸癌，有很驚人的成效。

\\ 藉由食材的天然黏液，感受回春的威力！ //

秋葵納豆美顏湯

材料（2人份）

秋葵	2根
昆布菇菇湯底	2人份
A｜日式高湯粉	1小匙
｜水	250ml
納豆	2盒
味噌	1大匙

作法

1 燙熟秋葵以保持色澤，再切成 3mm 厚的塊狀。

2 昆布菇菇湯底和材料 A 倒入鍋中以中火熬煮，待沸騰後加入納豆，並將味噌化入湯中。

3 盛盤，再以 1 作裝飾，即可享用。

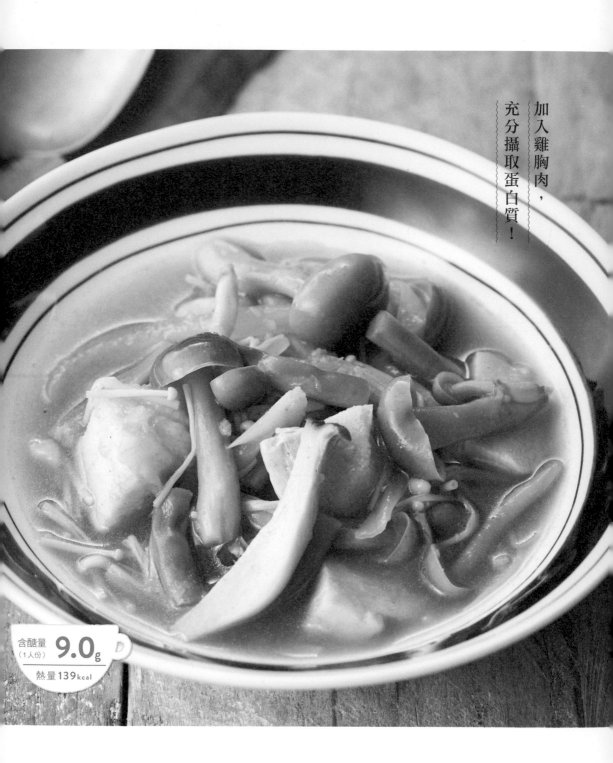

加入雞胸肉，充分攝取蛋白質！

含醣量 **9.0**g
（1人份）

熱量 **139**kcal

\\ 能量滿滿的滋養補湯 //

咖哩雞肉能量湯

材料（2人份）

即食雞胸肉……………………100g
四季豆……………………………2 根
沙拉油……………………………
A｜生薑（切成末）
　　　　　　　　1 小塊的分量
　｜蒜頭（切成末）
　　　　　　　　1 小塊的分量
　｜咖哩粉……………………1 小匙
昆布菇菇湯底……………2 人份
B｜西式高湯塊……………1 塊
　｜水……………………………200ml

作法

1　即食雞胸肉切成 6 塊。

2　燙熟四季豆以保持色澤，再切成 2cm 長。

3　沙拉油和材料 A 倒入鍋中以小火拌炒，待爆香後加入昆布菇菇湯底、材料 B 和 1，以中火煮 5 分鐘。

4　盛盤，再以 2 作裝飾，即可享用。

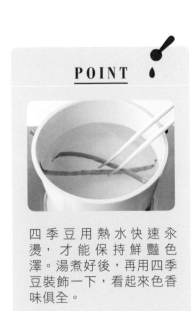

POINT

四季豆用熱水快速汆燙，才能保持鮮豔色澤。湯煮好後，再用四季豆裝飾一下，看起來色香味俱全。

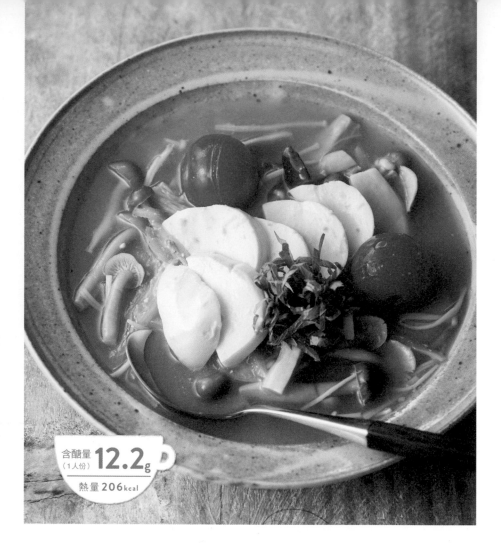

含醣量（1人份）**12.2**g

熱量 **206**kcal

\\ 味噌 x 起司，湯頭風味棒透了 //

味噌起司減醣湯

材料（2人份）

莫札瑞拉起司⋯⋯⋯⋯⋯1 個（100g）
昆布菇菇湯底⋯⋯⋯⋯⋯⋯⋯2 人份
A ｜ 日式高湯粉⋯⋯⋯⋯⋯⋯1 小匙
　　水⋯⋯⋯⋯⋯⋯⋯⋯⋯250ml
小番茄⋯⋯⋯⋯⋯⋯⋯⋯⋯⋯4 個
味噌⋯⋯⋯⋯⋯⋯⋯⋯⋯⋯1 大匙
青紫蘇（切成絲）⋯⋯⋯⋯2 片的分量

作法

1 莫札瑞拉起司切成適口大小。

2 昆布菇菇湯底和材料 A 倒入鍋中以中火熬煮，待沸騰後熄火，再加入番茄，並將味噌化入湯中後盛盤。

3 以 1 和青紫蘇作裝飾，即可享用。

\\ 加進糯麥，吃起來更有飽足感 //

蒜味糯麥蕈菇湯

材料（2人份）

蒜頭（切片）............	1小塊的分量
麻油............	2小匙
昆布菇菇湯底............	2人份
糯麥塊............	3個（60g）
A｜雞高湯粉............	1小匙
｜水............	250ml
｜醬油............	2小匙
胡椒............	少許
毛豆（冷凍）............	6顆
溫泉蛋............	2個

作法

1 麻油和蒜頭倒入鍋中以小火拌炒，待爆香後加入昆布菇菇湯底、糯麥和材料A，轉成中火，煮滾後再續煮5分鐘。

2 盛盤，再撒上胡椒，並以毛豆、溫泉蛋作裝飾，即可享用。

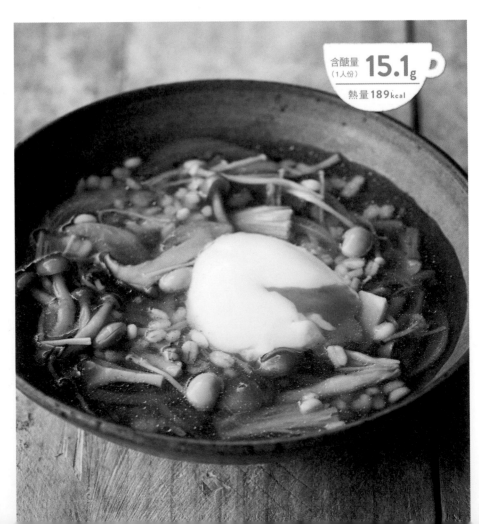

含醣量（1人份）**15.1**g

熱量**189**kcal

\\ 加上義大利麵，增添飽足感 //

蕈菇奶油減醣湯

材料（2人份）

義大利麵（蝴蝶麵）⋯⋯⋯⋯⋯20g
昆布菇菇湯底⋯⋯⋯⋯⋯⋯2 人份
培根⋯⋯⋯⋯⋯⋯⋯⋯⋯⋯1 片
A │ 西式高湯粉⋯⋯⋯⋯⋯1 小匙
　│ 牛奶⋯⋯⋯⋯⋯⋯⋯⋯50ml
鮮奶油⋯⋯⋯⋯⋯⋯⋯⋯⋯50ml
鹽、胡椒⋯⋯⋯⋯⋯⋯⋯各少許
巴西利（切成末）⋯⋯⋯⋯⋯少許

作法

1 義大利麵依照包裝上標示煮熟備
　用，培根切成 1cm 寬。

2 昆布菇菇湯底、培根和材料 A 倒
　入鍋中以中火熬煮，待沸騰後加
　入義大利麵和鮮奶油後，稍微攪
　拌一下。

3 熄火，以鹽、胡椒調味，盛盤，再
　撒上巴西利，即可享用。

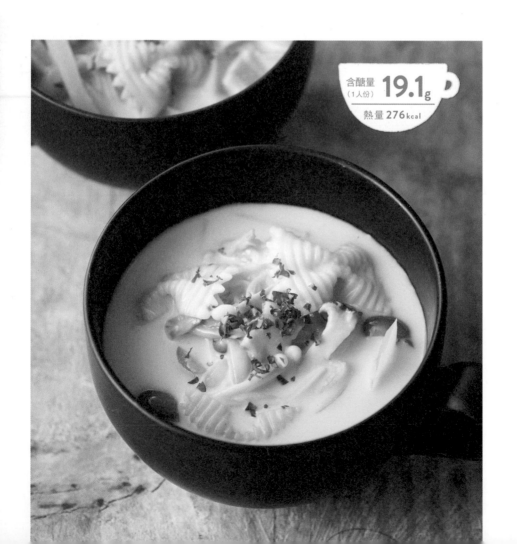

含醣量（1人份）**19.1g**
熱量 **276kcal**

memo

花蛤含有牛磺酸，具有清血的功能；鮮甜的味道和營養成分會融入湯頭中，因此湯汁也要好好品嚐。

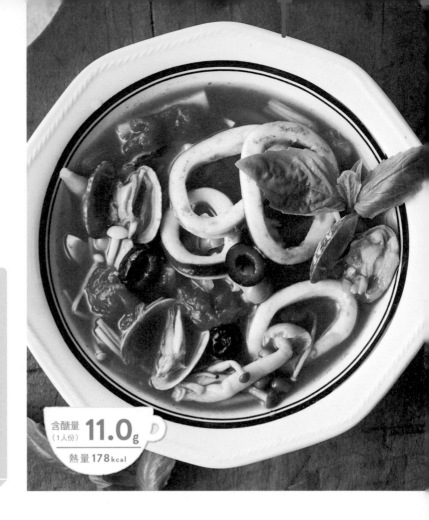

含醣量
（1人份）**11.0**g

熱量**178**kcal

\\ 滿滿鮮甜海鮮味，營養超值 //

地中海海鮮風味湯

材料（2人份）

花蛤	6 粒
蔬菜昆布湯	2 人份
A　水煮番茄	200g
西式高湯粉	1 小匙
鹽、胡椒	各少許
熟魷魚（市售已切片）	150g
橄欖粒	3 個
羅勒	適量

作法

1　花蛤泡在 3% 的鹽水裡，置於陰暗處 2～3 小時，吐砂備用（夏季須放入冰箱）。

2　昆布菇菇湯底、1 和材料 A 倒入鍋中，以中火熬煮，待沸騰後加入熟魷魚。

3　盛盤，再以切片的橄欖粒、羅勒作裝飾，即可享用。

減去內臟脂肪、改善腸道環境，還有超強美肌效果！

超級食材「糯麥」的驚人瘦身成果

�’掀起話題風潮的糯麥，不僅能抑制血糖上升，還能使脂肪不易囤積，
現在馬上揭露糯麥的驚人減脂瘦身功效。另外，也教大家糯麥的基本煮法和保存方式。

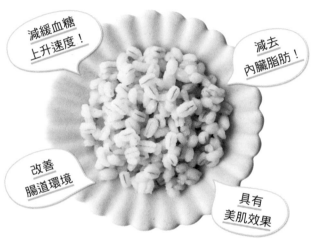

減緩血糖
上升速度！

減去
內臟脂肪！

改善
腸道環境

具有
美肌效果

減重瘦身的最佳幫手、食物纖維含量NO.1！

糯麥，是指含有大量支鏈澱粉這種黏性成分的大麥。每 100 公克糯麥的含醣量約 60g，並不算低，不過糯麥內含大麥 β - 葡聚醣這類的食物纖維，可使血糖上升速度變慢，並有助於防止脂肪囤積於體內。除此之外，在預防老化和預防、改善生活習慣性病上，亦能發揮顯著效果，在減醣湯中可以多加運用搭配。

只須利用下述方法，將煮熟的糯麥冰在冷凍庫裡保存，之後只要加進湯中，就可輕鬆攝取得到當中的營養。

糯麥的煮法

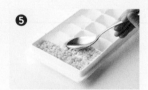

❺ 在每格製冰盒裡填入20g的糯麥，再用湯匙由上往下壓實冷凍一個晚上。

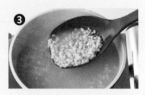

❸ 以中火加熱約20分鐘，再放在濾網上瀝乾熱水。

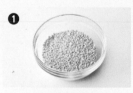

❶ 備妥容易煮熟的糯麥分量。（本書使用150g）

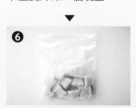

❻ 將❺裝進冷凍保鮮袋中保存，想要加進湯中時，直接丟進鍋中即可，非常方便！

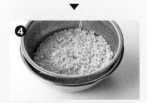

❹ 用流動清水洗去黏液，並將水分徹底瀝乾。在這種狀態下可冷藏保存3～4天。

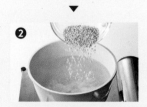

❷ 將糯麥10倍分量的水倒進鍋中煮滾，再倒入❶的糯麥。

PART 5

想要立即見效，就喝這一碗

含醣量低於 5g ！
速效低醣湯

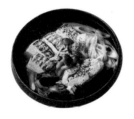 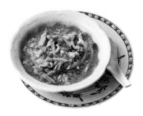 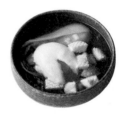

前幾天吃了太多甜食、參加聚餐攝取太多醣質了……或是必須在短時間內立刻瘦下來幾公斤，這時候，含醣量不到5g的減醣湯，就是你調整飲食的好幫手！這幾道食譜全都分量十足，看起來不像低醣瘦肚湯，讓你無須挨餓也能輕鬆瘦。

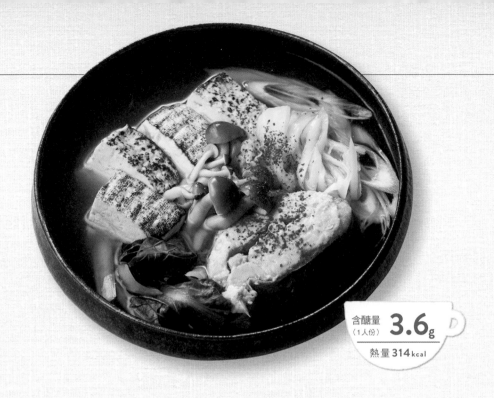

含醣量（1人份）**3.6**g

熱量 **314**kcal

\\ 把鮭魚的營養連同骨頭全部吃光 //

鮭魚石狩風豆腐湯

材料（2人份）

烤豆腐	1 塊
白菜	100g
鴻喜菇	50g
長蔥	15cm
小松菜	1 株（50g）
A 酒	1 大匙
醬油	1 小匙
日式高湯粉	1/2 小匙
水	250m
鮭魚罐頭	1 罐（180g）l
一味唐辛子	少許

作法

1 烤豆腐切成 8 等分；白菜切成 3cm 長；鴻喜菇切除根部後用手撕散；長蔥斜切成 5mm 寬；小松菜切除根部後再切成 4cm 長。

2 除了小松菜以外的作法 1、材料 A 和鮭魚放入鍋中，以中火加熱，沸騰後煮 5 分鐘。再加入小松菜，接著續煮 2 分鐘。

3 盛盤，再撒上一味唐辛子，即可享用。

\\ 嚼勁，是增加飽足感的秘密 //

麻香魷魚青江菜湯

材料（2人份）

魷魚（冷凍切塊）⋯⋯⋯80g
青江菜⋯⋯⋯⋯⋯⋯⋯1株
麻油⋯⋯⋯⋯⋯⋯⋯⋯2小匙

A｜生薑（切成末）
⋯⋯⋯1小塊的分量
長蔥（切成末）
⋯⋯⋯5cm長的分量

B｜醬油⋯⋯⋯⋯⋯1小匙
雞高湯粉⋯⋯⋯1小匙
水⋯⋯⋯⋯⋯⋯300ml

鹽、胡椒⋯⋯⋯⋯各少許
半熟蛋⋯⋯⋯⋯⋯⋯2個

作法

1 冷凍魷魚解凍後瀝乾水分；青江菜縱切對半。

2 麻油、材料A倒入鍋中拌炒，待爆香後加入魷魚快速拌炒均勻。接著，倒入材料B和青江菜。青江菜煮軟後以鹽、胡椒調味，接著倒入容器中。

3 將半熟蛋擺在2上，即可享用。

 醫生小叮嚀

將口感十足的魷魚加進湯中，能增加咀嚼次數，即便分量少，也容易有飽足感。

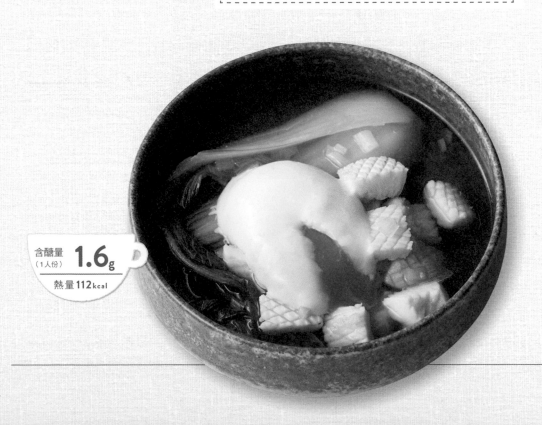

含醣量 **1.6g**（1人份）

熱量 **112kcal**

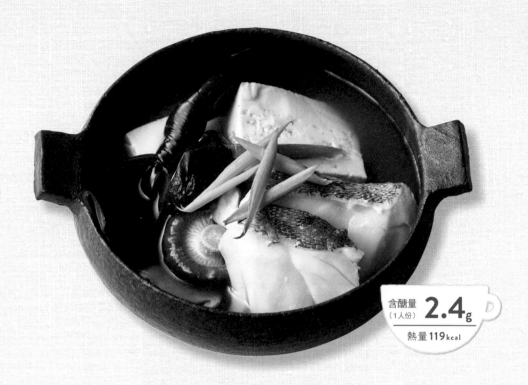

含醣量
（1人份） **2.4**g

熱量 **119**kcal

\\ 充滿昆布與鹽漬鱈魚的鮮甜風味 //

木棉豆腐鱈魚火鍋

材料（2人份）

鹽漬鱈魚⋯⋯⋯⋯⋯⋯2 片
木綿豆腐⋯⋯⋯⋯⋯2/3 塊
香菇⋯⋯⋯⋯⋯⋯⋯⋯4 朵
細蔥⋯⋯⋯⋯⋯⋯⋯15cm
A｜打結昆布⋯⋯⋯⋯2 個
　｜水⋯⋯⋯⋯⋯⋯250ml
　｜醬油⋯⋯⋯⋯1/2 小匙

作法

1 將每片鱈魚分別切成一半，豆腐切成 4 等分，香菇切除菇柄後切成 2 片，細蔥斜切。

2 材料 A 倒入鍋中以中火加熱，待沸騰後，加入除了細蔥以外的 1，繼續煮 7 分鐘。

3 盛盤，再以細蔥作裝飾，即可享用。

\\ 加入厚切豬肉，美味又滿足 //

辣味串燒豬肉泡菜湯

材料（2人份）

水菜·····················100g
串燒豬肉·················2 串
A ｜ 醬油··············1 小匙
　　雞高湯粉···········1 小匙
　　水··················300ml
泡菜·····················60g

作法

1 水菜切成 3cm 長。

2 材料 A 倒入鍋中以中火加熱，待沸騰後，將豬肉由串籤上取下加進鍋中。

3 待肉溫熱後，加入水菜、泡菜後再盛盤，即可享用。

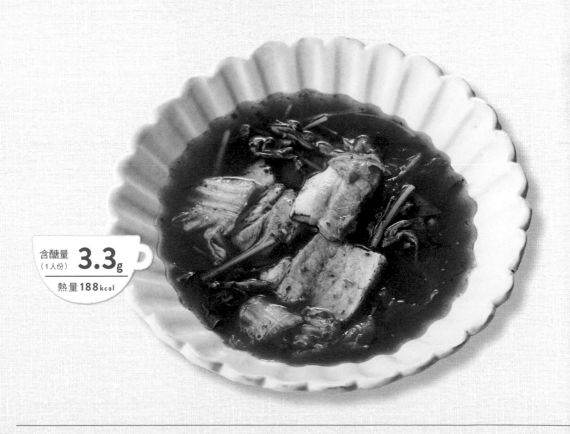

含醣量（1人份）**3.3**g
熱量**188**kcal

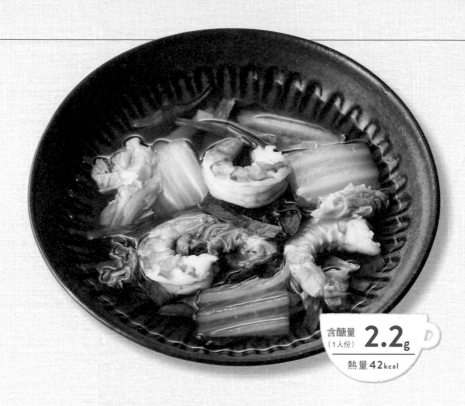

含醣量（1人份）**2.2g**
熱量 **42kcal**

\\ 讓身體熱起來，促進代謝 //

薑味水煮蝦白菜湯

材料（2人份）

水煮蝦⋯⋯⋯⋯⋯⋯6 尾
白菜⋯⋯⋯⋯⋯⋯⋯100g
韭菜⋯⋯⋯⋯⋯⋯⋯30g
生薑（切成絲）
⋯⋯⋯⋯⋯⋯⋯1 小塊的分量
A ┌ 雞高湯粉⋯⋯1 小匙
　├ 醬油⋯⋯⋯⋯1 小匙
　└ 水⋯⋯⋯⋯⋯300ml
鹽、胡椒⋯⋯⋯⋯各少許

作法

1 蝦子去殼；白菜與韭菜大略切成 3cm 長。

2 把生薑和材料 A 放入鍋中以中火加熱，待沸騰後倒入白菜，煮到軟爛為止。

3 將蝦子和韭菜加入 2 中，再次沸騰後以鹽、胡椒調味後盛盤，即可享用。

\\ 抗老效果 NO.1 的美味湯品 //

鹽漬鮭魚小松菜湯

材料（2人份）

長蔥	10cm
鴻喜菇	100g
小松菜	1株
A 酒	1大匙
醬油	1小匙
日式高湯粉	1/2小匙
水	250ml
鹽漬鮭魚	2片

作法

1 長蔥切成 1cm 長的蔥花；鴻喜菇切除根部後用手撕成小塊。

2 小松菜切除根部後，再切成 4cm 長。

3 材料 A 倒入鍋中以中火加熱，待沸騰後放入鹽漬鮭魚和 1，煮 5 分鐘。接著加入 2 後，煮 1～2 分鐘後盛盤，即可享用。

memo
🖊️ 鹽漬鮭魚的鹽分會溶入湯中，因此調味不用太多。若使用生鮭魚，可以用醬油和鹽調味。

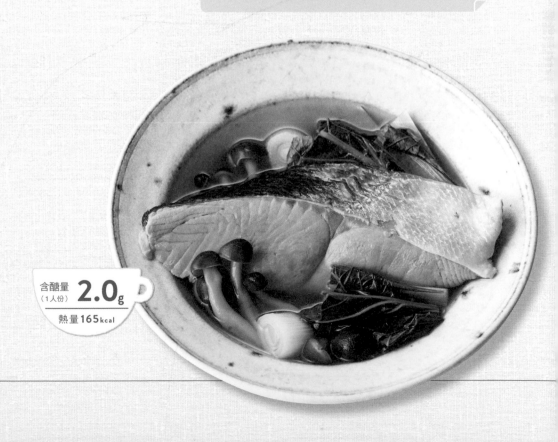

含醣量 **2.0**g
（1人份）

熱量 **165**kcal

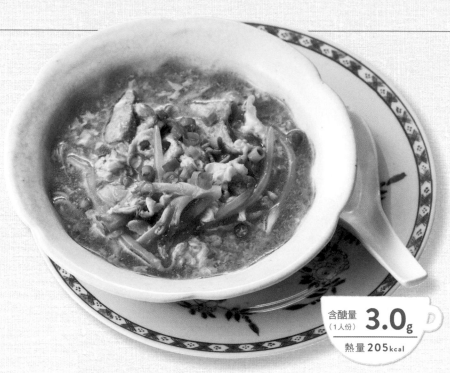

含醣量（1人份）**3.0g**

熱量 **205kcal**

\\ 消除疲勞、快速補充體力 //

酸辣豬肉豆芽湯

材料（2人份）

舞菇	30g
豆芽菜	50g
麻油	2 小匙
豬肉片	100g
A 醬油	1 小匙
醋	2 小匙
豆瓣醬	1/2 小匙
雞高湯粉	1 小匙
水	400ml
B 太白粉	1 小匙
水	1 小匙
蛋	1 個
細蔥（切成蔥花）	適量

作法

1 舞菇洗淨後，手撕成小塊備用，豆芽菜洗淨後，瀝乾水分備用。

2 麻油倒入鍋中以中火燒熱，加入豬肉拌炒一下，再放入 1 和材料 A 繼續煮 5 分鐘。

3 將材料 B 拌勻成太白粉水後勾芡，再以畫圈方式倒入蛋液。

4 盛盤，再撒上細蔥，即可享用。

\\ 入口即化的半熟蛋，令人胃口大開 //

麻香火腿萵苣湯

材料（2人份）

萵苣⋯⋯⋯⋯⋯⋯1/2 顆
火腿⋯⋯⋯⋯⋯⋯⋯2 片
麻油⋯⋯⋯⋯⋯⋯2 小匙
A　生薑（切成末）
　⋯⋯⋯1 小塊的分量
　長蔥（切成末）
　⋯⋯⋯5cm 長的分量
B　醬油⋯⋯⋯⋯1 小匙
　雞高湯粉⋯⋯1 小匙
　水⋯⋯⋯⋯⋯300ml
胡椒⋯⋯⋯⋯⋯⋯少許
半熟蛋⋯⋯⋯⋯⋯2 個
香菜⋯⋯⋯⋯⋯⋯適量

作法

1　萵苣手撕成一口大小備用；火腿切成 4 等分的扇形。

2　麻油倒入鍋中以中火燒熱，將材料 A 拌炒一下，待爆香後倒入材料 B 和 1；等煮滾後，撒上胡椒倒入容器中。

3　最後將半熟蛋和香菜擺在 2 上，即可享用。

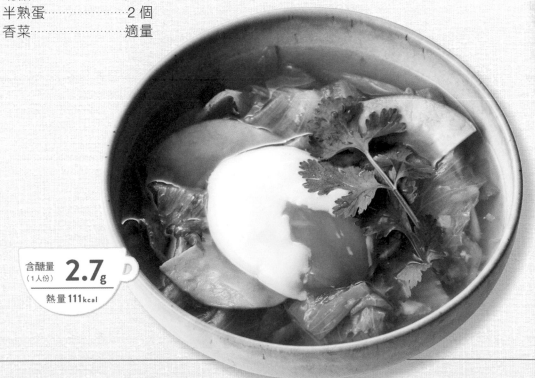

含醣量
（1人份）**2.7g**
熱量 111kcal

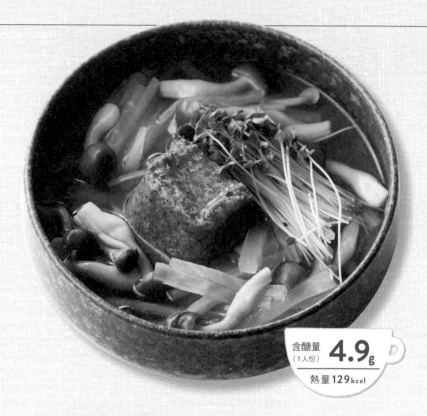

含醣量（1人份）**4.9**g

熱量**129**kcal

\\ 充滿牛肉的鮮甜滋味 //

白蘿蔔鴻喜菇牛肉湯

材料（2人份）

牛肉罐頭…………約80g
白蘿蔔……………200g
鴻喜菇……………50g
A ｜西式高湯粉……1個
　｜水………………300ml
胡椒………………少許
青花椰苗…………適量

作法

1 牛肉對半縱切，白蘿蔔切成粗絲，鴻喜菇切除根部後用手撕成小塊備用。

2 材料A和白蘿蔔倒入鍋中，以中火加熱，沸騰後煮8分鐘，再加入鴻喜菇。

3 待再次沸騰後，撒上胡椒攪拌，接著倒入容器中。最後加入牛肉，以青花椰苗作裝飾，即可享用。

\\ 加入大塊配料，才能享用極佳口感 //

白花椰菜雞里肌咖哩湯

材料（2人份）

白花椰菜	100g
洋蔥	1/4 個
橄欖油	1 小匙
咖哩粉	1 小匙
A 西式高湯粉	1 小匙
水	300ml
雞里肌	3 條
鹽、胡椒	各少許
起司粉	2 大匙
巴西利（切成末）	少許

作法

1 白花椰菜切成小朵，洋蔥切成 5mm 厚的半月形。

2 橄欖油倒入鍋中以中火燒熱，將洋蔥和咖哩粉拌炒一下。

3 炒到洋蔥變透明後，加入材料 A、雞里肌和白花菜。

4 待雞里肌煮熟後，用料理剪刀剪成適口大小。最後以鹽和胡椒調味，倒入容器中，再撒上起司粉和巴西利，即可享用。

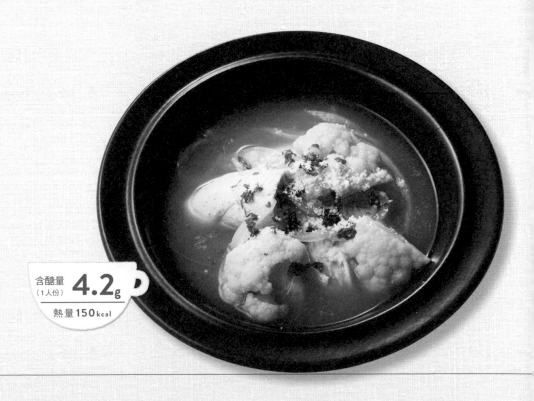

含醣量（1人份）**4.2g**
熱量 150kcal

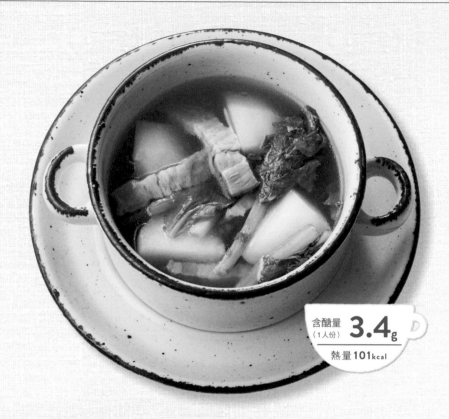

含醣量（1人份）**3.4**g

熱量**101**kcal

\\ 富含維生素 C，美肌效果 100 分！//

蕪菁培根清湯

材料（2人份）

蕪菁……………中的 2 個
蕪菁葉…………………20g
培根（厚切）……………30g
沙拉油…………………1 小匙
A｜西式高湯粉…1 小匙
　｜水………………300ml
鹽、胡椒…………各少許

作法

1 蕪菁去皮，劃出十字刀痕後縱切成 4 等分；
蕪菁葉切成 4cm 長；培根切成 1cm 寬。

2 沙拉油倒入鍋中以中火燒熱，將培根稍微拌
炒一下，再倒入材料 A、蕪菁續煮 7 分鐘；
接著加入蕪菁葉。

3 將鹽、胡椒撒入 2 中調味，完成後盛盤，即
可享用。

\\ 用蕈菇和蒟蒻增添分量 //

油豆腐蒟蒻減醣湯

材料（2人份）

油豆腐厚片‥‥‥‥‥1/2 片
蒟蒻片‥‥‥‥‥‥‥‥150g
杏鮑菇‥‥‥‥‥‥‥‥50g
水菜‥‥‥‥‥‥‥‥‥50g
A｜醬油‥‥‥‥‥‥2 小匙
　｜日式高湯粉‥‥1 小匙
　｜水‥‥‥‥‥‥‥300ml
花麩‥‥‥‥‥‥‥‥‥4 個

作法

1 油豆腐厚片縱切對半，再切成 1cm 厚；蒟蒻片用水洗淨後瀝乾水分；杏鮑菇縱切對半；水菜切成 5cm 長。

2 材料 A 倒入鍋中以中火加熱，待沸騰後加入 1，再煮 5 分鐘。

3 最後加入水菜和花麩，即可盛盤享用。

 醫生小叮嚀

蒟蒻片不用煮，直接吃也可以。肚子有點餓時，0 含醣的蒟蒻片是解嘴饞的最佳小點。

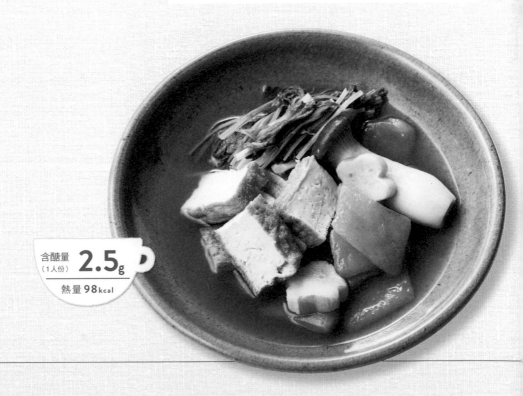

含醣量（1人份）**2.5**g
熱量 **98**kcal

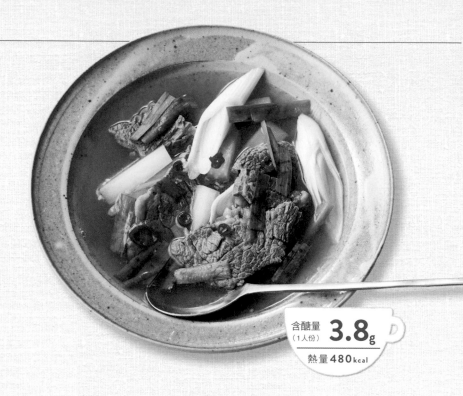

含醣量（1人份）**3.8g**

熱量480kcal

\\ 燃燒脂肪 x 美容效果的雙重功效 //

牛五花白蘿蔔湯

材料（2人份）

白蘿蔔⋯⋯⋯⋯⋯100g
長蔥⋯⋯⋯⋯⋯⋯15cm
韭菜⋯⋯⋯⋯⋯⋯1/4 把
麻油⋯⋯⋯⋯⋯⋯1 小匙
蒜頭（磨成泥）
⋯⋯⋯⋯⋯⋯1 小塊的分量
牛五花肉⋯⋯⋯⋯200g
A｜酒⋯⋯⋯⋯⋯1 大匙
　｜醬油⋯⋯⋯⋯2 小匙
　｜紅辣椒（切片）適量
鹽、胡椒⋯⋯⋯⋯各少許

作法

1 白蘿蔔切成寬 1cm、長 5cm 的細條狀；長蔥斜切成 1cm 寬；韭菜切成 3cm 長。

2 麻油倒入鍋中燒熱，將蒜頭、牛肉拌炒一下，再加入長蔥、白蘿蔔和材料 A 後煮 10 分鐘。料理中請將浮沫撈除。

3 將韭菜加入 2 中，再以鹽、胡椒調味，即可盛盤享用。

memo
牛五花肉富含維生素 B2，可加強代謝脂質和醣類，具有燃脂的作用，有助於打造健康的身體。

\\ 調整賀爾蒙平衡，打造光滑美肌 //

高野豆腐豬肉味噌湯

材料（2人份）

高野豆腐	1 個
洋蔥	1/4 個
A｜日式高湯粉	1 小匙
｜水	300ml
豬肉片	100g
味噌	1 大匙
蘿蔔嬰	適量

作法

1 高野豆腐泡在水裡，待變軟後用雙手壓乾水分，再切成 1.5cm 塊狀；洋蔥切成 5mm 厚的半月形。

2 材料 A 倒入鍋中煮滾，再倒入豬肉和 1 煮 7 分鐘。

3 將味噌化入湯中後盛盤，再以蘿蔔嬰作裝飾，即可享用。

memo

高野豆腐內含豐富的大豆異黃酮，作用類似女性賀爾蒙，可緩解更年期症狀、改善生理不順，並具有改善膚況的效果。

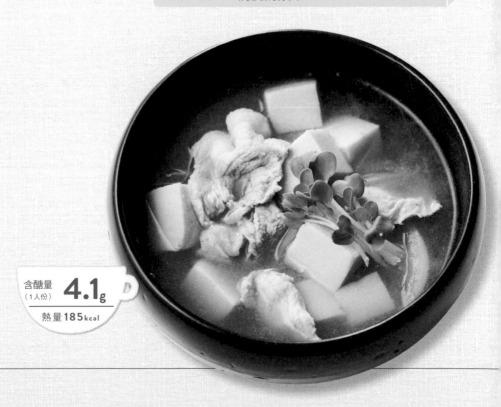

含醣量（1人份）**4.1**g
熱量185kcal

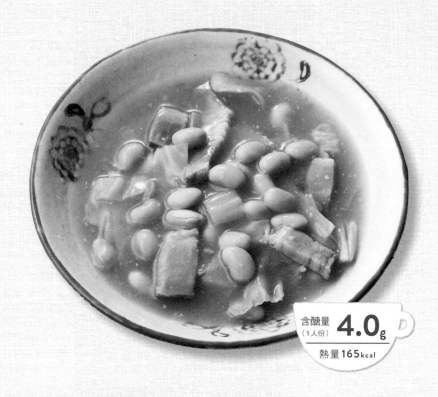

含醣量（1人份）**4.0**g

熱量**165**kcal

\\ 味噌與奶油的醇厚度是美味關鍵 //

高麗菜奶油味噌湯

材料（2人份）

高麗菜⋯⋯⋯⋯⋯100g
培根（厚切）⋯⋯⋯30g
水煮大豆⋯⋯⋯⋯50g
A｜日式高湯粉⋯1小匙
　｜水⋯⋯⋯⋯⋯300ml
B｜味噌⋯⋯⋯⋯1大匙
　｜奶油⋯⋯⋯⋯10g

作法

1 高麗菜切成 1cm 寬、5cm 長；培根切成 1cm 寬。

2 材料 A 倒入鍋中煮滾，再倒入 1 和大豆。

3 煮 7 分鐘後，以材料 B 調味，盛盤即可享用。

\\ 輕鬆補充維生素 C//

青花菜油豆腐蛋花湯

材料（2人份）

青花菜	60g
油豆腐	2 片
A 西式高湯塊	1 個
水	400ml
鹽、粗粒黑胡椒	各少許
蛋	2 個

作法

1 青花菜分成小朵，接著燙熟以保持色澤。完成後放在濾網上瀝乾水分。

2 油豆腐縱切對半，再切成 1cm 寬。

3 材料 A 倒入鍋中以中火加熱，再加入 1 和 2，用鹽、黑胡椒調味。接著以畫圈方式倒入蛋液，稍微煮滾後即可盛盤享用。

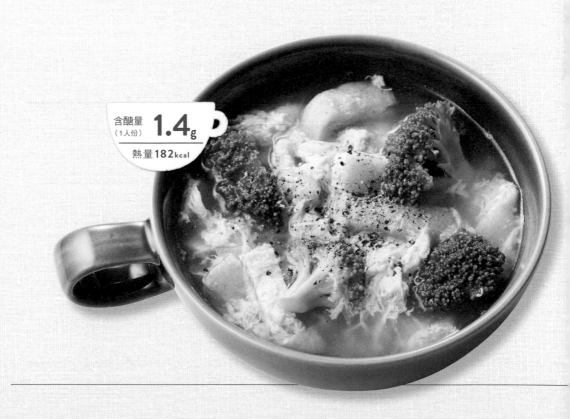

含醣量
（1人份）**1.4g**
熱量**182kcal**

減醣瘦身的常見六大Q＆A

有關減醣飲食法的問題、疑問，就由瘦下25公斤的減醣瘦身名醫——工藤孝文醫生，為大家詳細解答。讓你在進行減醣瘦肚的飲食生活時，更有「絕對可以瘦下來」的自信！

Q. 減醣後，肌肉量會減少，真的嗎？

A. 減醣飲食比起計算卡路里的減肥法，更不容易減掉肌肉。

利用計算卡路里的方式減肥，當熱量不足時，身體會分解肌肉的蛋白質。但是，採用減醣飲食法，飲食中減少的只有醣類，因此還是能充分攝取打造肌肉所需的蛋白質，有效防止肌肉量急速下降。

Q. 只要控制醣類的攝取量，其他想吃什麼都可以嗎？

A. 一點也沒錯，不需要在意卡路里，通通可以吃。

減醣飲食法，除了醣類之外，其他的一概無須限制。換言之，只需要留意含醣量多的主食和零食這類的點心攝取量，其餘像是肉類或魚類等蛋白質，以及起司等乳製品，想吃多少就吃多少，完全不需要挨餓。

Q. 只要將醣量調整成一天攝取100g，一餐吃很多東西也沒關係嗎？

A. 重點在於保持均衡的飲食量，避免餐後血糖急速上升。

想要防止體重增加，最重要的就是讓一整天的血糖值保持穩定。倘若醣類攝取量在一天當中失去平衡，大吃特吃的那一餐，餐後血糖就會急速上升，導致發胖。因此，必須提醒自己，每餐應分別攝取30g的醣質。

Q. 同時限制醣類及卡路里的話，會瘦得更快嗎？

A. 用限制熱量的減重方式，一定會復胖！

人會發胖，是因為攝取了過多醣類、導致血糖上升，胰島素分泌過多，就轉成脂肪儲存。就算限制卡路里的攝取，減重效果不會有太大的差異。不僅如此，還會因為熱量不足的關係，使身體變得容易囤積脂肪，造成復胖。

Q. 減醣同時運動的話，效果會更好嗎？

A. 做肌肉訓練或有氧運動，成果更顯而易見。

目前已知，肌力增加了，血糖就容易下降。另外，有氧運動則會使吸收葡萄糖的「GLUT　4（第四型葡萄糖轉運蛋白）」增加，提升醣類的代謝。如果能在進行減醣飲食的同時，養成每週做3天的肌肉訓練、餐後做15分鐘左右的有氧運動，減重效果會更好。

Q. 減「醣」與減「糖」，有什麼不同？

A. 標榜零糖的食物，其實也含醣！

有些人會將零醣與零糖搞混，其實二者完全不同。醣類除了內含於砂糖及水果當中的糖類之外，還包含澱粉等多醣類；而糖類則不包含澱粉等多醣類。標示零糖的食物，有時還是會內含醣類，所以要多加留意。

PART

6

豪華又澎湃的一品料理

瘦身期間也能吃好料！
減醣宴客湯

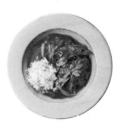 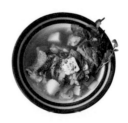 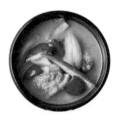

雖然在減醣飲食，不過，在某些特別的節日或是紀念日，想要煮些
有肉、有海鮮的豪華湯品來慶祝──
這一章的湯料理，全都是內容低醣健康、但是看起來豪華又澎湃！
要瘦身、要健康，也別忘了好好款待自己 。

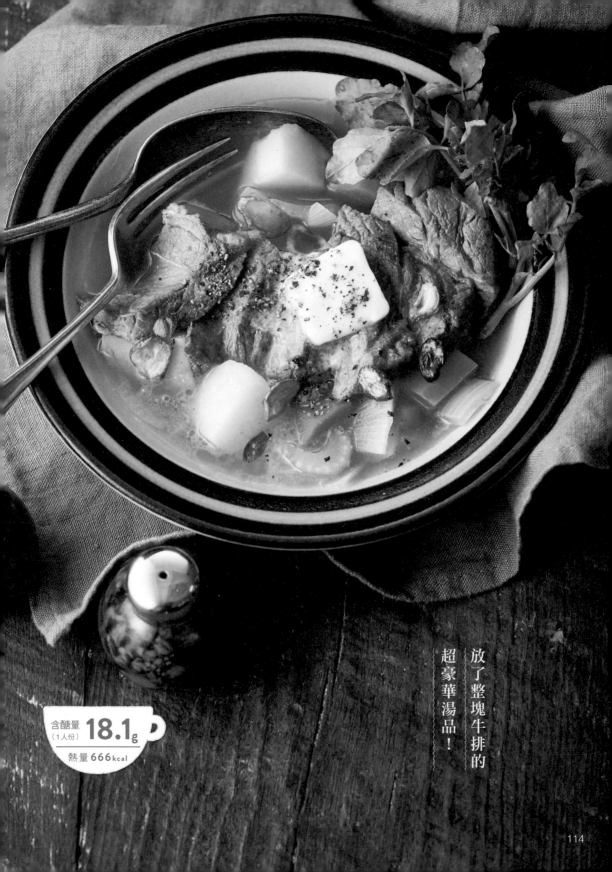

放了整塊牛排的
超豪華湯品！

含醣量 **18.1g**
（1人份）

熱量 **666kcal**

\\ 補足鐵質與維生素！ //

沙朗牛排減醣湯

材料（1人份）

沙朗牛排	2 片（300g）
鹽、胡椒	各少許
馬鈴薯	1 個
洋蔥	1/2 個
紅蘿蔔	40g
西洋芹	5cm
A | 西式高湯塊	1 個
| 水	300ml
鹽、胡椒	各少許
蒜頭（切片）	1 小塊的分量
沙拉油	2 小匙
B | 醬油	2 小匙
| 味醂	2 小匙
奶油	10g
粗粒黑胡椒	少許
西洋菜	適量

作法

1　牛肉撒上鹽、先用胡椒醃漬入味。

2　馬鈴薯、洋蔥和紅蘿蔔切成 2cm 塊狀；西洋芹切成薄塊狀。

3　材料 A 和 2 倒入鍋中，以中火熬煮，待紅蘿蔔變軟後以鹽、胡椒調味。

4　在平底鍋內倒入少許沙拉油，以小火拌炒蒜頭，待稍微上色後取出。

5　將 1 倒入 4 的平底鍋中，兩面煎一煎後拌入作法 B，盛盤稍微放涼，再切成小塊以便食用。

6　盛盤，擺上 5，撒上奶油、4 和粗粒黑胡椒，最後再搭配上西洋菜，即可享用。

POINT

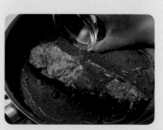

牛肉兩面稍微煎一下，再裹上醬汁、放入湯裡。這樣可以完全鎖住肉的鮮甜味，吃起來好多汁。

牛肉壽喜燒減醣湯

材料（2人份）

烤豆腐	1 塊
長蔥	15cm
鴻喜菇	50g
蒟蒻絲（已去除澀味）	50g

A
日式高湯粉	1 小匙
酒	1 大匙
水	250ml
醬油	1 大匙
砂糖	1 大匙

牛肉薄片	150g
蛋黃	2 個

作法

1 烤豆腐切成 8 等分；長蔥斜切成 5mm 寬；鴻喜菇切除根部後撕散備用；蒟蒻絲洗淨後瀝乾水分大略切一切備用。

2 材料 A 倒入鍋中以中火煮滾，再加入牛肉和 1，煮約 7 分鐘。

3 盛盤，再擺上蛋黃，即可享用。

 醫生小叮嚀

蒟蒻絲每 100g 僅內含 0.1g 的醣類！最適合當作增量食材使用。

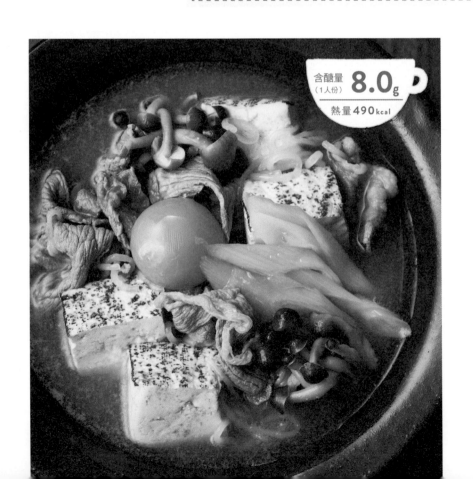

含醣量（1人份）**8.0**g
熱量**490**kcal

\\ 借助香辛料的力量找回活力 //

厚切豬里肌
咖哩湯

材料（2人份）

豬里肌⋯⋯⋯2 片（200g）
鹽、胡椒（醃肉用）
⋯⋯⋯⋯⋯⋯⋯各少許
麵粉⋯⋯⋯⋯⋯⋯2 小匙
洋蔥⋯⋯⋯⋯⋯⋯1/2 個
杏鮑菇⋯⋯⋯⋯中的 1 根
紅甜椒⋯⋯⋯⋯⋯1/4 個
秋葵⋯⋯⋯⋯⋯⋯2 根
沙拉油⋯⋯⋯⋯⋯1 大匙
咖哩粉⋯⋯⋯⋯⋯1 小匙
日式高湯粉⋯⋯⋯1 小匙
A ｜ 西式高湯塊⋯⋯1 個
　｜ 水⋯⋯⋯⋯⋯250ml
　｜ 孜然⋯⋯⋯⋯少許
奶油⋯⋯⋯⋯⋯⋯5g
鹽、胡椒⋯⋯⋯各少許

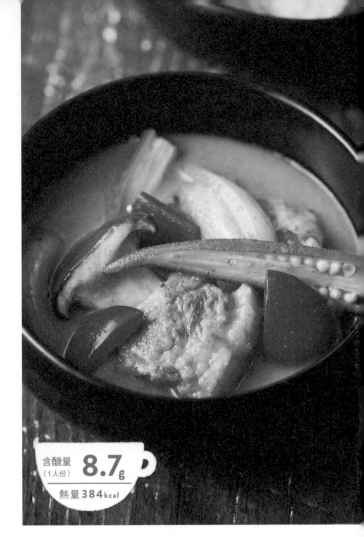

含醣量（1人份）**8.7g**
熱量 **384kcal**

作法

1 豬肉切成 2cm 寬，用鹽、胡椒醃漬入味，再撒上麵粉。

2 洋蔥切成 5mm 厚的半月形；杏鮑菇縱切對半；紅甜椒切滾刀。

3 燙熟秋葵以保持色澤，完成後縱切對半。

4 在鍋中倒入少許沙拉油，以中火油煎 1，煎熟後取出備用。

5 用 4 的平底鍋以中火拌炒洋蔥和咖哩粉。待洋蔥變軟後倒入材料 A、杏鮑菇、紅甜椒和 4 的豬肉，再以小火燉煮 20 分鐘。

6 將奶油倒入 5 中，以鹽、胡椒調味後盛盤再以秋葵作裝飾，即可享用。

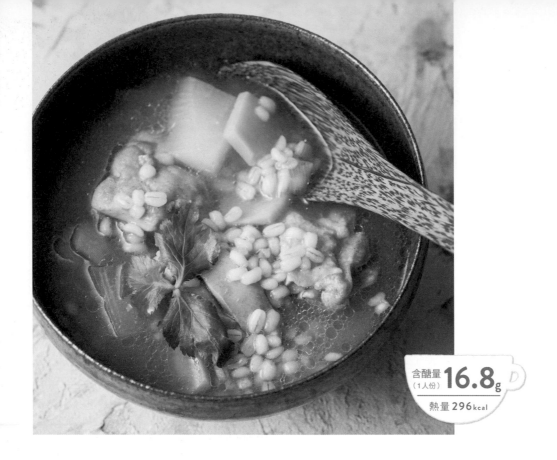

含醣量 **16.8**g（1人份）

熱量 **296**kcal

\\ 慰勞身體、調整腸胃 //

白蘿蔔雞肉糯麥湯

材料（2人份）

雞腿肉（日式炸雞用）
⋯⋯⋯⋯⋯6 個（200g）
鹽、胡椒⋯⋯⋯各少許
白蘿蔔⋯⋯⋯⋯150g
長蔥⋯⋯⋯⋯⋯10cm
糯麥塊⋯⋯⋯2 個（40g）
生薑（切片）
⋯⋯⋯⋯⋯1 小塊的分量
A ｜ 雞高湯粉⋯⋯1 小匙
　｜ 醬油⋯⋯⋯⋯2 小匙
　｜ 水⋯⋯⋯⋯⋯400ml
鴨兒芹⋯⋯⋯⋯⋯適量

作法

1　雞肉用鹽、胡椒醃漬備用。

2　白蘿蔔切滾刀狀；長蔥切成 1cm 寬的蔥花。

3　在鍋中倒入少許沙拉油（分量外），以大火
　　將 1 的雞肉兩面煎一煎。

4　材料 A、2、糯麥塊和生薑倒入 3 中，以小火
　　煮 20 分鐘。

5　盛盤，再以鴨兒芹作裝飾，即可享用。

\\ 口味清爽卻分量十足！ //

豬五花蘿蔔湯

材料（2人份）

豬五花肉·············300g
紅蘿蔔················40g
青江菜·················1株
A｜日式高湯粉···1小匙
　｜酒···············1大匙
　｜水··············500ml
　｜醬油·············2小匙
水煮蛋·················1個

作法

1 豬肉切成 3cm 塊狀，汆燙後備用。

2 紅蘿蔔切滾刀塊；青江菜縱切對半並燙熟，保持色澤備用。

3 將 1、紅蘿蔔、青江菜和材料 A 倒入鍋中，以小火煮 30 分鐘。

4 盛盤，再以切半的水煮蛋作裝飾，即可享用。

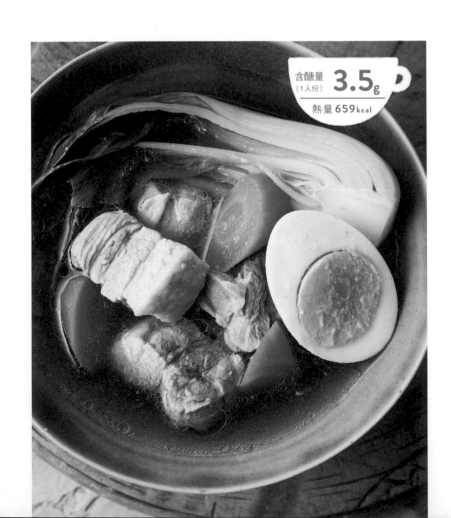

含醣量（1人份）**3.5g**
熱量 **659kcal**

\\ 紅酒的抗氧化力，是回春的好幫手！ //

燉牛肉羅宋湯

材料（1人份）

牛腿肉塊·····················200g
鹽、胡椒·····················各少許
洋蔥···························1/2 個
紅蘿蔔·························1/4 根
馬鈴薯·························1/2 個
沙拉油·························2 小匙
A｜多蜜醬汁·················150g
　｜番茄醬·····················2 小匙
　｜紅酒·······················50ml
　｜水·························150ml
鹽、胡椒·····················各少許

作法

1　牛肉切成 3cm 塊狀，用鹽、胡椒醃漬入味。

2　洋蔥連芯切成 4 等分的半月形；紅蘿蔔切滾刀狀；馬鈴薯切成 4 等分。

3　沙拉油倒入鍋中以中火燒熱，再放入 1 煎至上色。

4　將 2 倒入 3 中拌炒在一起，待洋蔥變軟後加入材料 A，蓋上鍋蓋以中火煮 20 分鐘，最後以鹽、胡椒調味，即可享用。

✎ memo

用於材料 A 醬汁中的紅酒，具有極佳的抗氧化作用，能有效預防肌膚老化、降低血壓和預防失智症。

一咬就化的牛肉，超讚！

含醣量 **18.6**g（1人份）

熱量 **391**kcal

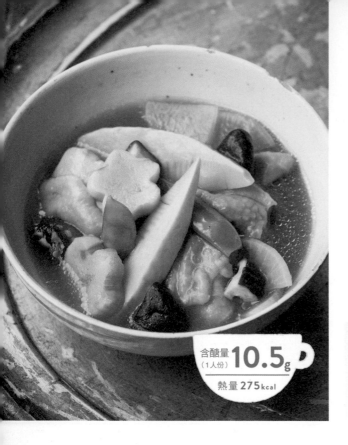

含醣量（1人份）**10.5**g

熱量 **275**kcal

 醫生小叮嚀

竹筍的鮮甜味來自胺基酸，其含量在各蔬菜中名列第一；此外，亦是富含食物纖維的優異食材。

\\ 一次補滿一日膳食纖維 //

香菇竹筍雞肉湯

材料（2人份）

雞腿肉（日式炸雞用）
·····················200g
A｜醬油·············1 小匙
　｜味醂·············1 小匙
太白粉···············1 大匙
水煮竹筍·············50g
白蘿蔔···············100g
香菇·················2 片
荷蘭豆···············2 個
B｜日式高湯粉·······1 小匙
　｜酒···············1 大匙
　｜水···············300ml
　｜醬油·············2 小匙
花麩·················4 片

作法

1 雞肉以材料 A 醃漬入味，再撒上太白粉備用。

2 水煮竹筍縱切成 4 等分；香菇切除根部後，劃出十字刀痕再縱切成 4 等分；白蘿蔔切成 5mm 厚的扇形。

3 燙熟荷蘭豆以保持色澤，完成後泡在冷水中，再切成 2 等分。

4 將材料 B 和 2 倒入鍋中以中火煮滾，再放入 1 的雞肉，以小火燉煮 15 分鐘。

5 盛盤，再以 3 和花麩作裝飾，即可享用。

\\ 用蒟蒻片增加料理的分量 //

枸杞榨菜肉丸湯

材料（2人份）

綜合絞肉……………150g

A │ 長蔥（切成末）
　　……5cm 長的分量
　　生薑（切成末）
　　………1 小塊的分量
　　鹽、胡椒……各少許
　　太白粉………1 大匙

青江菜………………1 株
蒟蒻片………………100g
榨菜……………………20g

B │ 雞高湯粉……1 小匙
　　醬油…………2 小匙
　　水……………300ml

枸杞（用水泡發）……適量

作法

1　綜合絞肉與材料 A 裝進塑膠袋中，充分混合。

2　青江菜切成 3cm 長；蒟蒻片充分洗淨後瀝乾水分備用。

3　把材料 B、2 和榨菜放入鍋中，以中火加熱。

4　將 1 的塑膠袋底部邊角剪開 2cm 左右，擠出肉泥，整形成 4 顆肉丸。將肉丸放入煮滾的 3 中，再蓋上鍋蓋以小火煮 15 分鐘。

5　5. 盛盤，撒上枸杞，即可享用。

---

memo

將食材和調味料放進塑膠袋裡搓揉，不僅能使調味料平均遍布，也不會弄髒手，快速又方便。

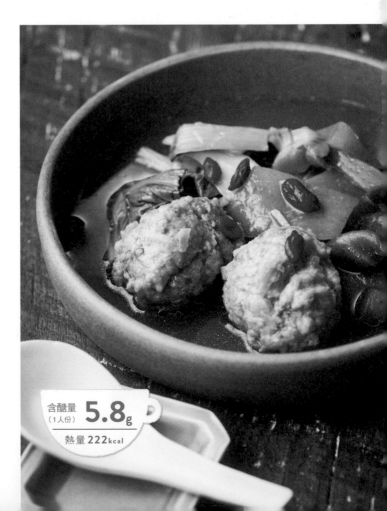

含醣量 （1人份）**5.8g**
熱量 **222kcal**

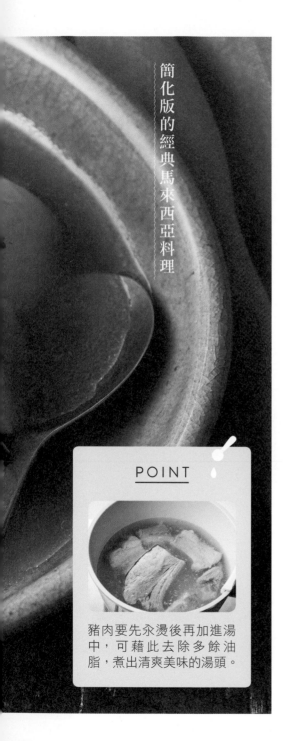

簡化版的經典馬來西亞料理

POINT

豬肉要先汆燙後再加進湯中，可藉此去除多餘油脂，煮出清爽美味的湯頭。

\\ 含大量辛香料，喝一口活力百倍 //

蒜味肋排肉骨茶

材料（2人份）

乾香菇		4 朵
洋蔥		小的 1 個
蒜頭		1 瓣
豬肋排		4 根
A	蠔油	2 小匙
	醬油	2 小匙
	水＋泡香菇水	500ml
B	生薑（切片）	1 塊
	肉桂	1 根
	豆蔻	2 粒
	丁香	2 粒
	八角	1 個
青鹽		少許
香菜		適量
長蔥（白蔥絲）		適量

作法

1 乾香菇用水泡發，切除菇柄後斜切對半；洋蔥、蒜頭縱切成兩片。

2 將豬肋排汆燙一下，拿出後備用。

3 把 1、2、材料 A 和材料 B 一起倒入鍋中，以小火燉煮 3 小時，再以鹽調味。

4 盛盤，再以香菜、白蔥絲作裝飾，即可享用。

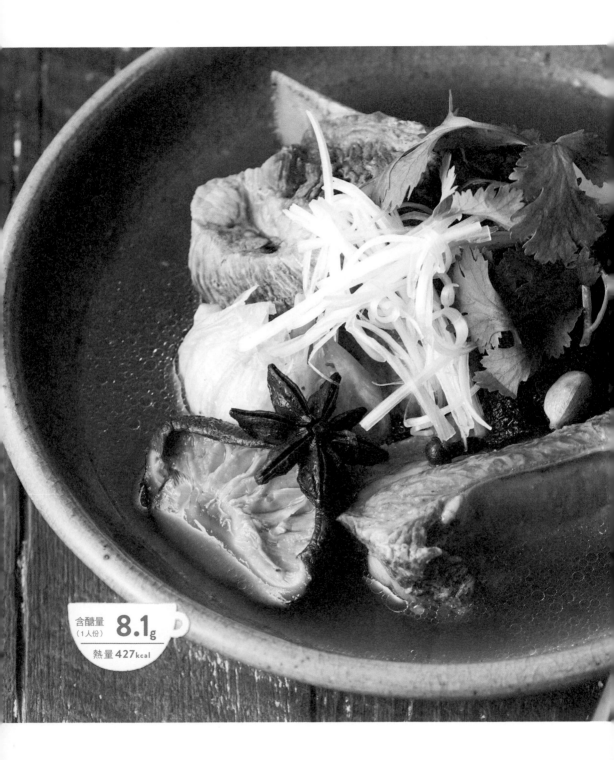

含醣量 **8.1**g
(1人份)

熱量 **427**kcal

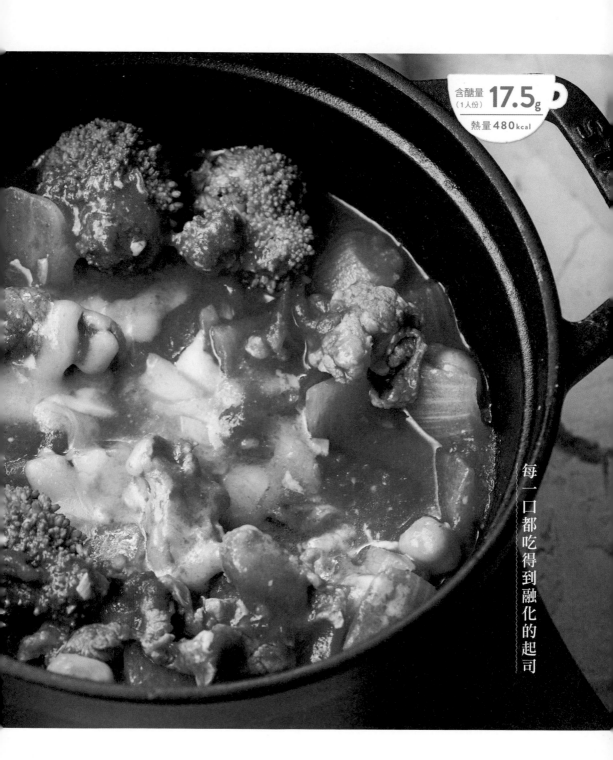

每一口都吃得到融化的起司

\\ 讓「肉鹼」來燃燒脂肪！//

茄汁羔羊肉鷹嘴豆湯

材料（2人份）

洋蔥	1/2 個
青花菜	60g
水煮鷹嘴豆	100g
橄欖油	2 小匙
蒜頭（切成末）	1 小塊的分量
羔羊肉	150g
A 水煮番茄（塊狀）	200g
西式高湯塊	1 個
砂糖	1/2 小匙
醬油	1 小匙
白酒	1 大匙
水	100ml
鹽、胡椒	各少許
天然起司	30g

作法

1 洋蔥切成 2cm 塊狀。

2 青花菜分成小朵，再燙熟以保持色澤熟備用。

3 在鍋中倒入少許橄欖油，以小火拌炒蒜頭和洋蔥；炒到洋蔥變透明後，加入羔羊肉充分拌炒均勻。

4 材料 A 和鷹嘴豆加入 3 中，煮 7 分鐘後再以鹽、胡椒調味。

5 盛盤，擺上 2 再撒上天然起司，最後用烤箱加熱使起司融化，即可享用。

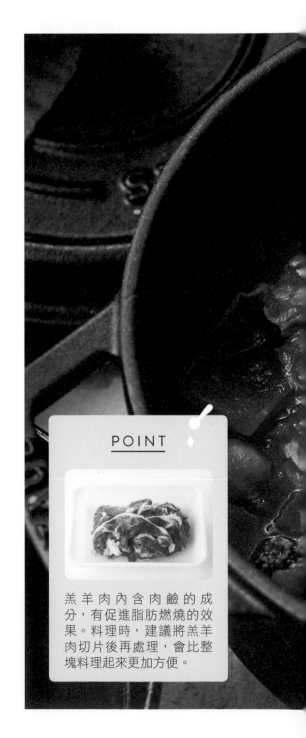

POINT

羔羊肉內含肉鹼的成分，有促進脂肪燃燒的效果。料理時，建議將羔羊肉切片後再處理，會比整塊料理起來更加方便。

\\ 是超級食物，也是減醣最佳幫手 //

馬賽魚湯佐古斯米

材料（2人份）

帶殼花蛤	10 個
A　熱水	40ml
鹽	少許
橄欖油	1/2 小匙
洋蔥	1/4 個
蒜頭（切成末）	1 小塊的分量
橄欖油	1 小匙
古斯米	30g
B　水煮番茄	200g
西式高湯粉	1 小匙
帶頭蝦子	2 尾
鱈魚（切片）	1 片
平葉芫荽	適量

作法

1 花蛤泡在 3% 的鹽水中，置於陰暗處 2～3 小時，吐砂備用（夏季須放入冰箱）。

2 材料 A 和古斯米倒入鍋中，蓋上鍋蓋蒸煮 10 分鐘後取出備用。

3 洋蔥切成 5mm 厚的半月形。

4 橄欖油、蒜頭和洋蔥倒入平底鍋中以中火拌炒，炒到變透明後倒入材料 B，沸騰後再倒入海鮮類，煮到花蛤打開為止。

5 盛盤，再搭配上 2 的古斯米，並以平葉芫荽作裝飾，即可享用。

\\ 鉀含量豐富的美味白湯 //

法式煎魚佐白花椰菜湯

材料（2人份）

鯛魚（切片）	2 片
鹽、胡椒	各少許
麵粉	1 大匙
白花椰菜	100g
洋蔥	1/4 個
橄欖油	4 小匙
A　牛奶	250ml
西式高湯粉	1 小匙
鹽、胡椒	各少許
蒔蘿	適量

作法

1 鯛魚切片抹上鹽、胡椒，再撒上麵粉備用。

2 白花椰菜切成小朵燙熟，再大略切一下。

3 洋蔥切成粗丁。

4 在鍋中倒入 1 小匙橄欖油，以中火拌炒洋蔥，炒到變透明後加入材料 A 和 2，再以鹽、胡椒調味。

5 在平底鍋中倒入 3 小匙橄欖油，以中火將鯛魚的兩面煎至酥脆。

6 將 4 盛盤，再擺上 5，最後以蒔蘿作裝飾，即可享用。

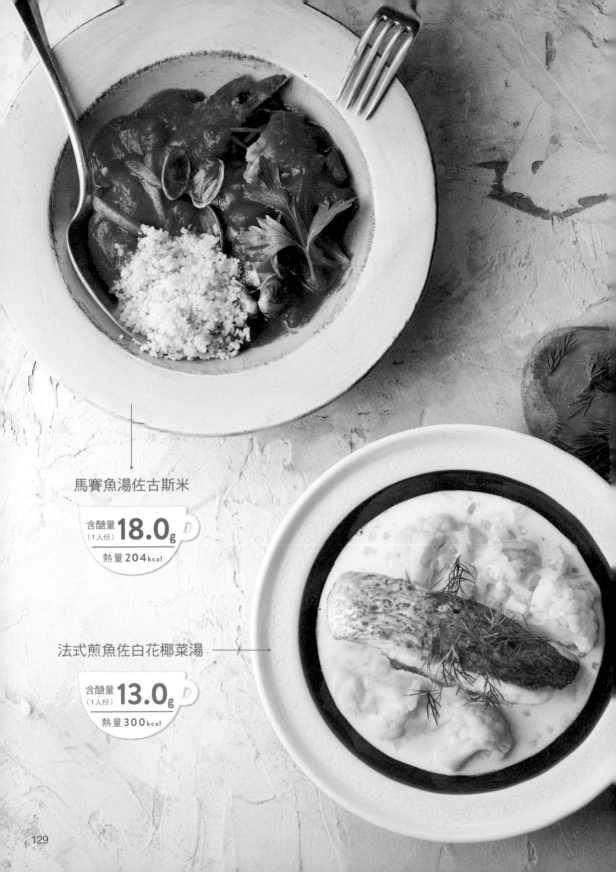

馬賽魚湯佐古斯米

含醣量（1人份）**18.0**g

熱量 **204**kcal

法式煎魚佐白花椰菜湯

含醣量（1人份）**13.0**g

熱量 **300**kcal

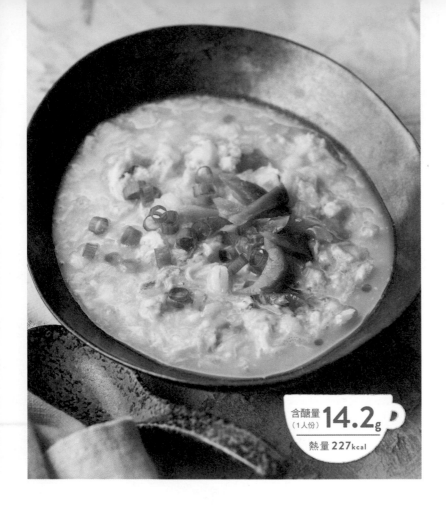

含醣量 **14.2**g
（1人份）
熱量 **227**kcal

\\ 有媽媽味道的暖心風味 //

蟹肉青蔥花蛋湯

材料（2人份）

蟹肉·················100g
長蔥·················10cm
細蔥·················5cm
A｜中式高湯粉···1 小匙
　｜水··············400ml
糯麥塊········2 個（40g）
蛋···················2 個
榨菜·················20g
麻油·················2 小匙

作法

1 長蔥切成粗蔥花；細蔥切成細蔥花。

2 材料 A、1 和糯麥塊加入鍋中，以中火煮 20 分鐘。

3 將拌開的蟹肉放入 2，再倒入蛋液，待再次沸騰後即可盛盤。最後以細蔥作裝飾，再搭配上榨菜，並以畫圈方式淋上麻油享用。

\\ 一整碗滿滿的茄紅素抗老威力！//

章魚洋蔥番茄湯

材料（2人份）

章魚腳⋯⋯⋯⋯⋯150g
洋蔥⋯⋯⋯⋯⋯1/4 個
蒜頭⋯⋯⋯⋯小的 1 瓣
番茄⋯⋯⋯⋯中的 2 個
橄欖油⋯⋯⋯⋯1 小匙
A｜水⋯⋯⋯⋯⋯200ml
　｜西式高湯粉⋯1 小匙
　｜鹽、胡椒⋯⋯各少許
起司粉⋯⋯⋯⋯2 小匙
羅勒⋯⋯⋯⋯⋯適量

作法

1 番茄表面畫出淺淺的十字刀痕，用熱水汆燙後浸泡在冷水中，去皮後備用。

2 洋蔥、蒜頭切成末；章魚切滾刀狀。

3 在鍋中倒入少許橄欖油，以中火拌炒洋蔥和蒜頭；炒到變透明後再入章魚，炒均勻，接著倒入材料 A 和番茄續煮 5 分鐘。

4 盛盤，再撒上起司粉，並以羅勒作裝飾，即可享用。

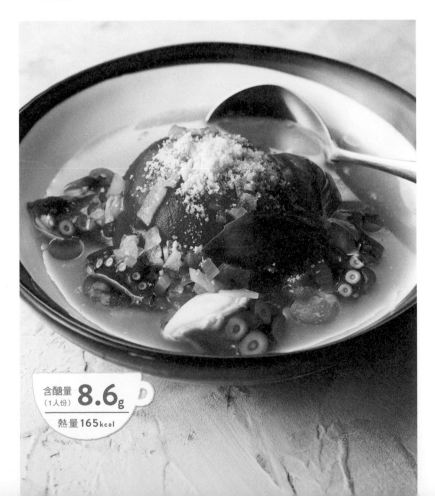

含醣量（1人份）**8.6**g
熱量165kcal

南洋風洋蔥冬粉湯

材料（2人份）

洋蔥	1/4 個
洋菇	4 個
帶頭蝦子	4 尾
麻油	2 小匙
A ┌ 雞高湯粉	1 小匙
│ 水	300ml
│ 魚露	1 小匙
│ 檸檬汁	1 小匙
└ 鹽、胡椒	各少許
冬粉	10g
香菜	適量

作法

1 洋蔥切成 5mm 厚的扇形；洋菇切半。

2 蝦子保留蝦頭，去除蝦殼及腸泥即可。

3 麻油倒入鍋中燒熱，以中火拌炒洋蔥，炒到變透明後倒入材料 A 再煮至沸騰。

4 蝦子和洋菇加入 3，煮 5 分鐘後加入冬粉，續煮約 3 分鐘。

5 盛盤，最後去掉蝦頭後擺在上頭，再以香菜作裝飾，即可享用。

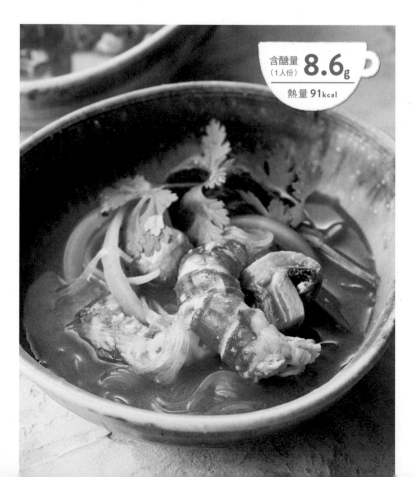

含醣量（1人份）**8.6g**
熱量 **91kcal**

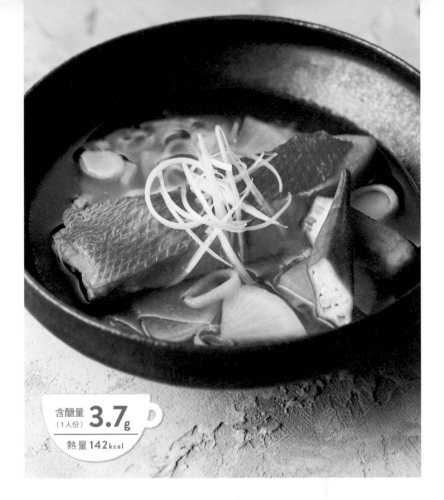

含醣量（1人份）**3.7g**

熱量 **142kcal**

\\ 低醣、低脂、清爽無負擔 //

鯛魚片佐白蘿蔔清湯

材料（2人份）

鯛魚片·················2 片
長蔥·····················15cm
白蘿蔔·················100g
秋葵·····················2 根
A ┌ 生薑（切片）
  │ ·········1 小塊的分量
  │ 醬油·············1 小匙
  │ 鹽·················1/5 小匙
  │ 酒·················1 小匙
  └ 水·················250ml

作法

1 長蔥切出 5cm 長的白蔥絲，剩餘的長蔥切成 5mm 寬的蔥花；白蘿蔔去皮，切成 3mm 厚的扇形。

2 燙熟秋葵以保持色澤，完成後泡在冷水裡再斜切成一半。

3 材料 A 和白蘿蔔倒入鍋中，待沸騰後倒入蔥花，以中火煮至白蘿蔔軟爛；再倒入紅金眼鯛，蓋上落蓋後以大火續煮 3 分半鐘。

4 盛盤，再以秋葵和白蔥絲作裝飾，即可享用。

Index

肉類

蛋

海藻

大豆製品

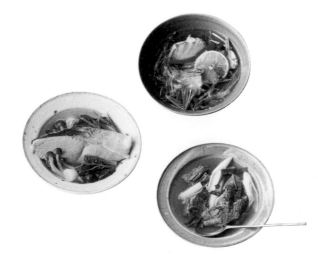

國家圖書館出版品預行編目資料

專減內臟脂肪的低醣瘦肚湯 / 工藤孝文、若宮壽子著；蔡麗蓉翻譯 . --
初版 . -- 新北市：幸福文化出版：遠足文化發行，2020.04
　　面；　　公分
ISBN 978-957-8683-92-1（平裝）

1. 減重　2. 食譜　3. 湯
411.94　　　　　　　　　　　　　　　　109003151

好健康 032

專減內臟脂肪的低醣瘦肚湯

**任選一餐改喝湯料理，單月無壓力穩定－ 2.5 公斤，
褲子從 XL 改穿 S 號！**

作　　者：工藤孝文
食譜設計：若宮壽子
譯　　者：蔡麗蓉
責任編輯：賴秉薇
封面設計：比比司設計工作室
內文設計：王氏研創藝術有限公司
內文排版：王氏研創藝術有限公司

總 編 輯：林麗文
主　　編：高佩琳、賴秉薇、蕭歆儀、林宥彤
行銷總監：祝子慧
行銷企劃：林彥伶

出　　版：幸福文化／遠足文化事業股份有限公司
地　　址：231 新北市新店區民權路 108-1 號 8 樓
網　　址：https://www.facebook.com/
　　　　　happinessbookrep/
電　　話：（02）2218-1417
傳　　真：（02）2218-8057

發　　行：遠足文化事業股份有限公司（讀書共和國出版集團）
地　　址：231 新北市新店區民權路 108-2 號 9 樓
電　　話：（02）2218-1417
傳　　真：（02）2218-1142
電　　郵：service@bookrep.com.tw
郵撥帳號：19504465
客服電話：0800-221-029
網　　址：www.bookrep.com.tw

法律顧問：華洋法律事務所 蘇文生律師
印　　刷：中原造像股份有限公司
電　　話：（02）2226-9120

初版 13 刷：西元 2024 年 8 月
定　　價：350 元

Printed in Taiwan

【特別聲明】
有關本書中的言論內容，不代表本公司／出版集團
的立場及意見，由作者自行承擔文責。

NAIZOUSHIBOU GA OCHIRU！ TOUSHITSU OFF SOUP
By Takafumi Kudou、Hisako Wakamiya
Copyright © 2019 by Takafumi Kudou、Hisako Wakamiya
Original Japanese edition published by Takarajimasha, Inc.
Traditional Chinese translation rights arranged with Takarajimasha, Inc.
through Keio Cultural Enterprise Co., Ltd., Taiwan.
Traditional Chinese translation rights © 2020 by Walkers Cultural Enterprise Ltd.

讀者回函卡

感謝您購買本公司出版的書籍，您的建議就是幸福文化前進的原動力。請撥冗填寫此卡，我們將不定期提供您最新的出版訊息與優惠活動。您的支持與鼓勵，將使我們更加努力製作出更好的作品。

讀者資料

●姓名：＿＿＿＿＿＿＿＿　● 性別：□男　□女　●出生年月日：民國＿＿＿年＿＿＿月＿＿＿日

●E-mail：＿＿＿＿＿＿＿＿＿＿＿＿＿＿＿＿＿＿＿＿＿＿＿＿＿＿＿＿

●地址：□□□□□＿＿＿＿＿＿＿＿＿＿＿＿＿＿＿＿＿＿＿＿＿＿＿＿

●電話：＿＿＿＿＿＿＿＿＿＿　手機：＿＿＿＿＿＿＿＿＿＿　傳真：＿＿＿＿＿＿＿＿＿＿

●職業：　□學生　　　　　□生產、製造　　□金融、商業　　□傳播、廣告

　　　　　□軍人、公務　　□教育、文化　　□旅遊、運輸　　□醫療、保健

　　　　　□仲介、服務　　□自由、家管　　□其他

購書資料

1. 您如何購買本書？□一般書店（　　　縣市　　　　書店）

　　　　　　　　　　□網路書店（　　　　　書店）　　□量販店　□郵購　　□其他

2. 您從何處知道本書？□一般書店　□網路書店（　　　　書店）　　□量販店　□報紙

　　　　　　　　　　□廣播　□電視　□朋友推薦　□其他

3. 您購買本書的原因？□喜歡作者　□對內容感興趣　□工作需要　□其他

4. 您對本書的評價：（請填代號 1. 非常滿意　2. 滿意　3. 尚可　4. 待改進）

　　　　　　　　　□定價　□內容　□版面編排　□印刷　□整體評價

5. 您的閱讀習慣：□生活風格　□休閒旅遊　□健康醫療　□美容造型　□兩性

　　　　　　　　　□文史哲　□藝術　□百科　□圖鑑　□其他

6. 您是否願意加入幸福文化 Facebook：□是　□否

7. 您最喜歡作者在本書中的哪一個單元：＿＿＿＿＿＿＿＿＿＿＿＿＿＿＿＿＿＿＿＿

8. 您對本書或本公司的建議：＿＿＿＿＿＿＿＿＿＿＿＿＿＿＿＿＿＿＿＿＿＿＿＿＿

＿＿

＿＿

＿＿

＿＿

＿＿

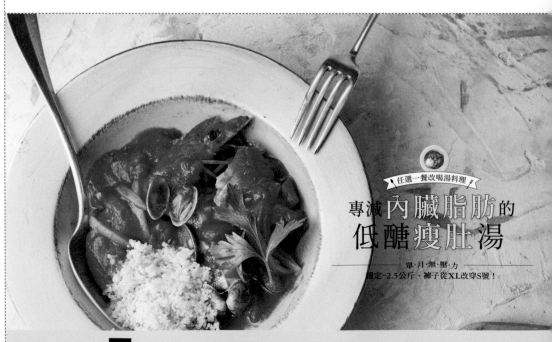

幸福文化　書名 專減內臟脂肪的低醣瘦肚湯　好健康032